大型赛事活动公共卫生保障指南

突发公共卫生事件风险防范分册

梁 娴　范双凤　庹晓莉　主编

夏劲节　蒋 珊　田汶佳　高绪芳　冯 敏　副主编

四川大学出版社
SICHUAN UNIVERSITY PRESS

图书在版编目（CIP）数据

大型赛事活动公共卫生保障指南. 突发公共卫生事件风险防范分册 / 梁娴, 范双凤, 庹晓莉主编. -- 成都：四川大学出版社, 2025. 3. -- ISBN 978-7-5690-7449-9

Ⅰ. R87-62

中国国家版本馆 CIP 数据核字第 2025KV3936 号

书　　名：	大型赛事活动公共卫生保障指南：突发公共卫生事件风险防范分册
	Daxing Saishi Huodong Gonggong Weisheng Baozhang Zhinan: Tufa Gonggong Weisheng Shijian Fengxian Fangfan Fence
主　　编：	梁　娴　范双凤　庹晓莉
选题策划：	许　奕
责任编辑：	许　奕
责任校对：	倪德君
装帧设计：	胜翔设计
责任印制：	李金兰
出版发行：	四川大学出版社有限责任公司
地　　址：	成都市一环路南一段24号（610065）
电　　话：	（028）85408311（发行部）、85400276（总编室）
电子邮箱：	scupress@vip.163.com
网　　址：	https://press.scu.edu.cn
印前制作：	四川胜翔数码印务设计有限公司
印刷装订：	成都金龙印务有限责任公司
成品尺寸：	148mm×210mm
印　　张：	5.5
字　　数：	148 千字
版　　次：	2025 年 3 月 第 1 版
印　　次：	2025 年 3 月 第 1 次印刷
定　　价：	40.00 元

本社图书如有印装质量问题，请联系发行部调换

版权所有 ◆ 侵权必究

扫码获取数字资源

四川大学出版社
微信公众号

编委会

主　编　梁　娴　范双凤　虎晓莉

副主编　夏劲节　蒋　珊　田汶佳　高绪芳　冯　敏

参　编

张　双（成都市疾病预防控制中心）　　李　蕾（成都市疾病预防控制中心）

余林林（成都市疾病预防控制中心）　　杨　凯（成都市疾病预防控制中心）

潘存瑶（成都市疾病预防控制中心）　　姚树为（成都市疾病预防控制中心）

袁　韵（成都市疾病预防控制中心）　　严　可（成都市疾病预防控制中心）

李芙蓉（成都市疾病预防控制中心）　　孙承媛（成都市疾病预防控制中心）

樊佩佩（成都市疾病预防控制中心）　　韩明明（成都市疾病预防控制中心）

蹇　潇（成都市疾病预防控制中心）　　安媛媛（成都市疾病预防控制中心）

郑　棋（成都市疾病预防控制中心）　　黄金城（成都市疾病预防控制中心）

姚锦秋（成都市疾病预防控制中心）　　杜长慧（成都市疾病预防控制中心）

张　璨（成都市疾病预防控制中心）　　陈月竹（成都市疾病预防控制中心）

赵　尧（成都市疾病预防控制中心）　　罗新月（成都市疾病预防控制中心）

赵辰路（成都市疾病预防控制中心）　　孙　钰（成都市疾病预防控制中心）

胡金宇（成都市疾病预防控制中心）　　杜　楠（成都市疾病预防控制中心）

刘朝发（龙泉驿区疾病预防控制中心）　杨　琼（金牛区疾病预防控制中心）

序

成都大运会是我国对新型冠状病毒感染实施"乙类乙管"政策后,首个开放办赛的世界综合性体育盛事。

为做好成都大运会的公共卫生保障工作,成都市按照"赛前—赛中—赛后"不同阶段制定了保障措施。赛前按照"常态、应急、极端"3种不同场景,编制了49个疫情防控工作方案和十大类技术处置指南,做好全面准备。赛中通过"专家会商研判—现场督导—督促整改—回头看"闭环工作流程,落实多点监测、风险研判、应对处置及病媒生物防制措施。赛后持续落实监测、消杀等重点防控措施。本书系统梳理和总结了成都大运会形成的公共卫生保障工作模式、标准流程、技术方案、规范指南等。

成都市在筹备大运会的过程中，始终将传染病防控作为确保赛事安全的关键，坚持做最充分的准备。通过"输入侧—赛事侧—城市侧"的一体化防控策略，创新了"灵敏监测、科学评估、快速处置"的防控模式，实现了多方协同、统筹联动，确保了赛事传染病形势平稳和有序处置。值的欣慰的是，成都大运会举办期间，传染病形势平稳，处置有序，未发生突发病例，未出现聚集性疫情，未影响赛事的正常举办，圆满完成了赛事保障。

基于成都大运会的公共卫生保障实践和成功经验，成都市疾病预防控制中心牵头组织编写了本书，旨在为未来的赛事组织者、公共卫生专家以及所有关心大型赛事活动公共卫生安全的人们提供借鉴和参考。

我诚挚地希望，通过这本书，读者能够更深入地理解大型赛事活动公共卫生保障的重要性，以及如何有效地应对和预防可能的公共卫生风险。让我们一起探索、学习和成长，为未来的每一次大型赛事活动保驾护航。

杨维中
2024 年 11 月

前言

成都大运会是我国对新型冠状病毒感染实施"乙类乙管"后第一个开放办赛的世界综合性体育赛事。从封闭到开放办赛，疫情防控面临全球传染病多发频发、涉赛人员来源广泛且数量众多、疫情输入与扩散风险大等诸多压力与挑战。成都市始终把传染病防控放在守住办赛安全底线的突出位置，始终坚持做最充分的准备、做最坏的打算，以工作的确定性应对疫情形势的不确定性，坚持"赛前—赛中—赛后"和"输入侧—赛事侧—城市侧"一体化防控，创新"灵敏监测、科学评估、快速处置"的防控模式，多方协同、统筹联动，使赛事传染病形势平稳，处置有序，未发生续发病例、未出现聚集性疫情、未影响赛事的正常举办，圆满完成赛事保障任务。国家疾病预防控制局认为，成都大运会体现了近年来国内大型赛事活动传染病防控的最高水平，尤其是监测系统布局科学、内容全面、手段先进，为今后大型赛事活动的公共卫生保障工作提供了参考经验。

成都市疾病预防控制中心总结成都大运会的公共卫生保障实践经验，撰写了本书。

目录

第一章 大型赛事活动公共卫生保障模式…… 1
第一节 相关概念………………………… 1
第二节 大型赛事活动面临的公共卫生风险
………………………………………… 2
第三节 "赛前—赛中—赛后"保障模式
………………………………………… 2

第二章 大型赛事活动公共卫生风险评估…… 9
第一节 突发事件公共卫生风险评估介绍
………………………………………… 9
第二节 大型赛事活动公共卫生风险评估
关注的重点和特点………………… 11
第三节 大型赛事活动公共卫生风险评估
模式………………………………… 12

第三章　大型赛事活动病媒生物防制·············· 14
第一节　病媒生物防制策略····························· 14
第二节　病媒生物综合治理措施······················ 20
第三节　病媒生物监测和防制评估··················· 22

第四章　大型赛事活动食源性疾病风险防范······ 24
第一节　大型赛事活动食源性疾病风险··········· 24
第二节　大型赛事活动食源性疾病防控策略···· 25
第三节　常见食源性疾病的临床表现、救治及预防措施······ 31

第五章　大型赛事活动公共场所风险防范·········· 43
第一节　大型赛事活动公共场所风险··············· 43
第二节　大型赛事活动卫生保障······················ 45
第三节　大型赛事活动突发公共卫生事件应急处置········ 54

附　录··· 59
附录一　成都大运会公共卫生定点保障人员工作要求······ 59
附录二　成都大运会疾病预防控制机构应急处置检测能力和检测试剂储备清单（微生物方向）····· 73
附录三　成都大运会疾病预防控制机构应急处置检测能力储备清单（理化方向）······· 76
附录四　成都大运会实验室平行检测能力储备清单····· 78
附录五　成都大运会应急演练脚本模板··········· 79
附录六　成都大运会异常情况信息报送机制···· 83
附录七　成都大运会现场指导问题清单及工作提示模板······· 84

附录	标题	页码
附录八	成都大运会大运村闭村后预防性消毒技术方案	86
附录九	成都大运会公共卫生风险评估工作方案	94
附录十	新发突发传染病和突发公共卫生事件风险评估报告模板	101
附录十一	全球/全国重点关注传染病疫情进展速报模板	104
附录十二	传染病和其他突发公共卫生事件监测分析日报模板	105
附录十三	成都大运会病媒生物密度控制标准	106
附录十四	成都大运会病媒生物监测方案	110
附录十五	成都大运会病媒生物防制评估方案	119
附录十六	成都大运会食源性疾病暴发事件病例访谈提纲（通用版）	124
附录十七	成都大运会食源性疾病暴发事件病例访谈提纲（英文参考版）	127
附录十八	成都大运会食源性疾病暴发事件调查病例临床信息一览表	129
附录十九	成都大运会食源性疾病暴发事件调查病例食品暴露信息一览表	130
附录二十	成都大运会食源性疾病暴发事件个案调查表（通用版）	131
附录二十一	成都大运会食源性疾病暴发事件流行病学调查采样记录表	135
附录二十二	成都大运会食源性疾病暴发事件流行病学调查信息整理表	137

附录二十三　成都大运会食源性疾病暴发事件流行病学调
　　　　　　查报告提纲…………………………………… 142
附录二十四　突发饮用水污染事件基本信息收集表……… 145
附录二十五　突发饮用水污染事件流行病学个案调查表
　　　　　　………………………………………………… 147
附录二十六　突发饮用水污染事件环境卫生调查表……… 151
附录二十七　突发水污染事件应急监测技术要求………… 155
附录二十八　非职业性一氧化碳中毒事件环境卫生学调
　　　　　　查表……………………………………………… 158
附录二十九　非职业性一氧化碳中毒个案调查表………… 160

第一章　大型赛事活动公共卫生保障模式

第一节　相关概念

世界卫生组织（WHO）指出，在特定地点，为了特定目的（如正式社交集会，大型公共事件或体育赛事），在特定的时间内，有超过一定数目的人参加的集会（集体活动）称为大型活动。那些足以给活动所在国家和地区的计划和应对能力带来严峻考验的集体活动，不论其是计划内的还是意外发生的，或人数未必达到一定数量的，都可以视为大型活动。常见的大型活动可按照活动内容分为体育赛事、文艺演出、商贸洽谈会、展览展销会、人才招聘会等。大型活动由于持续时间长、活动规模大、活动区域广、人员密度高、社会传播广等特点，在举办过程中存在各类事故隐患和公共卫生风险。常见的公共卫生风险包括伤害及伤亡事件、传染病暴发、食物中毒、环境因素相关疾病等。

世界综合性赛事活动是大型赛事活动的一种综合形式，参与人员数量多、来源广，政治影响大，给所在地区和国家的应对能力带来严峻考验，可以视为大型活动的组合体。奥运会、世界运动会、世界大学生运动会（简称"大运会"）并称为世界三大综合性体育赛事，举办国家和地区面临多方位的公共卫生挑战。

第二节 大型赛事活动面临的公共卫生风险

大型赛事活动，特别是世界综合性赛事活动，会面临涉赛人员来源广泛、数量众多，场馆、接待酒店等重要场所分布广泛，疫情防控面临全球传染病多发频发，疫情输入与扩散风险大，夏季病媒孳生环境复杂，病媒侵害风险大等诸多挑战。

大型赛事活动面临较为复杂的传染病输入风险，来自各个国家和地区的人员在比赛期间涌入举办地，存在将传染病输入举办地、引起疫情扩散的风险。重点输入性传染病一旦在全球发生较大范围的传播流行，输入风险会随之加大。大型赛事活动较多在天气炎热的夏季举办，来自各个国家和地区的人员存在高温中暑的风险，同时夏季也是病媒生物活动的高峰季节，来自各个国家和地区的人员容易受到病媒生物的侵害。

第三节 "赛前—赛中—赛后"保障模式

一、赛前准备

（一）搭建机制

1. 建立国家、省、市联合工作机制：组建包括国家、省、市疾病预防控制专家在内的联合专家组，借鉴北京冬奥会、西安全运会等赛事成功保障经验，全方位全程深入指导大型赛事活动公共卫生保障工作。赛前指导疫情监测、风险评估等各项工作方案的制订。赛中全程驻点指导，成立疫情研判与处置、环境卫生、病媒生物、实验室检测、综合协调五个工作组并根据防控任务动态调整。赛后指导开展症状监测、重点场所消毒等工作。

2. 口岸联防联控机制：疾病预防控制中心和海关建立联合研判工作机制，全面梳理参赛国家和地区传染病流行情况，动态评估重点防范输入性传染病风险，建立信息共享机制，和海关联合开展演练，梳理信息报告流程，为传染病的早发现、早处置奠定基础。

（二）组建队伍

1. 组建市级公共卫生保障专班（图1-1）：市疾病预防控制中心全员动员，组建市级公共卫生保障专班。成立9个工作组分别负责开展技术指导、综合协调、分析研判、流调处置、检验检测、疫苗接种指导、宣传教育、后勤保障及监督工作。各组实行组长负责制，分工协作。

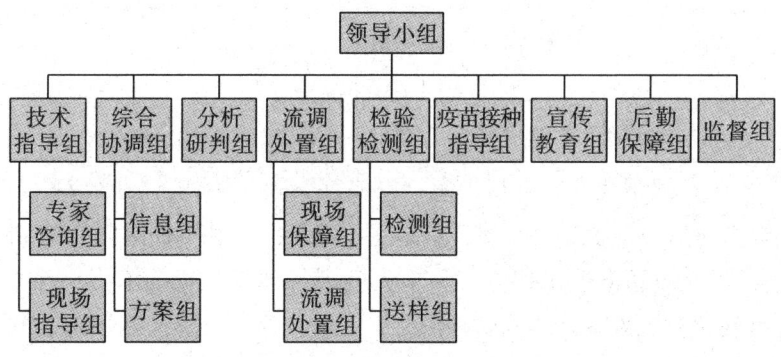

图1-1 市级公共卫生保障专班架构

2. 组建全市公共卫生保障队伍：坚持全市"一盘棋"，统筹市区疾病预防控制中心队伍，将全部区（市、县）按照地域、防控能力及大型赛事活动保障任务划分为不同片区。

成都大运会每个片区建立了包括驻点公卫指导员、县区级赛区及非赛区支援、市级分片区保障、省级和市州支援在内的四级保障机制。印制《成都大运会公共卫生保障队伍手册》，明确各专班、各片区、各保障点位联系方式，便于高效沟通协调。印制《成都大运会公共卫生定点保障人员工作要求》，明确市级指导队伍的工作任务和要求（详见附录一）。成都大运会片区支援机制见表1-1。

表1-1 成都大运会片区支援机制

片区	赛区区县	市级指导队伍	非赛区支援队伍
大运村片区	C	成都市疾病预防控制中心每个片区派驻1支市级指导队伍	Q、R、S
龙泉驿片区	C		T、U
北部片区	B、G、I、L		V
西南片区	A、E、K、M		O
中心片区	D、H、J、N		/
东部片区	F、P		W

注：字母代表成都市某区（市、县）。

（三）技术准备

1. 编制技术方案和指南：以成都大运会为例。根据成都大运会举办可能面临的"常态、应急、极端"3种不同场景，编制了49个疫情防控工作方案、十大类现场调查处置技术指南及6个细化重点方案，明确防控原则、工作流程和要求。现场调查处置技术系列指南见表1-2。

表1-2 现场调查处置技术系列指南

序号	名称	主要内容
1	传染病类突发公共卫生事件处置指南	工作清单、处置流程、传染病基础知识、传染病流调表
2	食源性疾病类突发公共卫生事件处置指南	工作清单、处置流程以及常见食源性疾病的临床表现、救治及预防措施

续表1-2

序号	名称	主要内容
3	病媒生物防制工作指南	技术原则、措施
4	预防性消毒工作指南	制度建立、设施设备、人员管理、主要措施、不同对象预防性消毒方法
5	疫源地消毒应急处置工作指南	总则、应急处置、善后处理、保障
6	院感暴发处置工作指南	工作流程、现场处置、总结评估
7	突发饮用水污染事件处置工作指南	工作流程、现场处置、总结评估
8	非职业性一氧化碳中毒事件处置工作指南	工作流程、现场处置、总结评估
9	放射突发事件处置工作指南	工作流程、现场处置、总结评估
10	急性职业病危害事故（含急性中毒）处置工作指南	工作流程、现场处置、总结评估

2. 储备检验检测能力：以成都大运会为例。统筹国家、省、市、区四级疾病预防控制中心及成都海关、成都市公共卫生临床医疗中心的检测力量，做好实验室能力储备工作。印发《成都大运会疾病预防控制机构应急处置检测能力和检测试剂储备清单》，从微生物检验和理化检验方向分级分类明确了需储备的检测能力和建议储备量（详见附录二、附录三）。聚焦埃博拉、中东呼吸综合征等20种重点关注传染病，建立平行检测储备（详见附录四）。统筹省、其他地市州的检测力量，做好新型冠状病毒测序准备。将新型冠状病毒、流感、诺如快检试剂储备纳入竞赛场馆、驻地酒店、主媒体中心等重要点位医疗室的配置目录，做好快检试剂的储备工作。

3. 布局全链条监测体系：以成都大运会为例。建立"输入侧—赛事侧—城市侧"全链条监测体系，以监测的灵敏高效实现疫情早发现、早处置。与成都海关共享信息，加强入境口岸的排查，发现异常及时互通信息，力争第一时间发现输入性风险。建立集症状、新型冠状病毒变异株、大运村污水、重点场所病媒和舆情监测为一体的赛事侧综合监测体系。依托云医院信息系统（HIS）和传染病症状监测系统，实现预警信息自动触发和实时提醒。强化城市新型冠状病毒社区监测、重点人群监测和污水监测，全市各级各类医疗机构加强境外旅居史排查和诊疗，为早期识别和处置传染病病例做好准备。

4. 储备人员能力：以成都大运会为例。对赛区各场馆、大运村、定点酒店等疾病防控保障人员开展多轮全覆盖强化应急处置能力培训。举办3次综合性应急演练，提升全市应急队伍整体响应能力，梳理跨部门应急处置流程及信息报送机制（详见附录五、附录六）。围绕新型冠状病毒聚集性疫情、虫媒传染病（以登革热为主）、烈性传染病（以中东呼吸综合征为主）、食源性疾病暴发开展专项演练，切实提升应急处置能力。建立语言能力储备，选拔有外语沟通能力的人员组建队伍，安排轮流值守，为可能开展的流行病学调查（流调）及应急处置做好语言储备。

二、赛中应对

（一）联合专家组现场指导

联合专家组实行扁平化运转，每日深入现场督导，指导规范科学落实防控措施。每日聚焦城市侧和赛事侧，明确需要关注的风险和场馆并提出防控措施，形成监测报告。结合实际情况组织开展重点关注传染病专题与评估，明确疫情防控风险，提出可操作的专业意见。建立"每日现场督导—形成问题清单—下发工作提示—督促整改反馈—再次回头看"的闭环工作流程，精准找出薄弱环节，形成专业意见，及时整改并消除隐患，强化源头防控

(详见附录七)。

(二)多点监测系统灵敏运行

利用多点监测系统及时发现输入性病例。入境口岸根据风险评估结果全面加强重点传染病检疫,发现风险较大人员立即开展联合研判。以代表团和场馆为重点,建立赛事侧预警监测专班,24小时轮值,按照1天2例、3天5例的预警标准预警,发出预警信息。强化医务人员传染病诊断意识,加强境外旅居史排查,为城市侧突发公共卫生事件的高效处置赢得了时间。

(三)应对处置快速有效

针对异常症状人员采取"现场快检+多病原筛查+标准检测"的排查策略,并及时有效处置。针对虫媒传染病,开展蚊媒应急监测和处置,有效遏制传播风险。创新建立智慧信息系统,开展蚊虫和老鼠密度实时监测和预警工作,专班24小时轮值,发现异常信息后在第一时间处置,遏制传染病扩散风险。

三、赛后评估

(一)赛后持续监测评估

赛后持续监测评估,形成分析研判报告。以成都大运会为例。落实工作人员离岗后开展7天症状监测,大运村闭村后开展7轮污水监测,对大运会报告的病例涉及的区县开展4轮病媒扩面监测。赛后1个月监测显示,未出现与赛事关联的续发疫情,未发现病媒传播导致的本地病例,传染病疫情形势平稳。

(二)开展重点场所预防性消毒

以成都大运会为例。统筹工作力量,迅速完成对大运村、主媒体中心、所有竞赛场馆和重要保障酒店的清洁消毒工作（详见附录八）。

(三) 开展总结推广

系统回顾防控全过程，全面梳理、总结，形成固化的工作流程和技术指南，并固化为大型赛事活动公共卫生保障机制，为今后开展大型赛事活动公共卫生保障工作提供借鉴。

第二章 大型赛事活动公共卫生风险评估

第一节 突发事件公共卫生风险评估介绍

风险是指某一事件发生的概率与其不良后果的组合,也即风险是某一特定灾难性事件发生的可能性,及其可能对生命和财产造成的损失。风险评估是系统地运用相关信息来确认风险的来源,并对风险进行估计,将估计后的风险与给定的风险准则对比,决定风险严重性的过程。突发事件公共卫生风险评估是卫生应急管理的重要环节。及早发现、识别和评估突发事件公共卫生风险,对有效防范和应对突发公共卫生事件具有重要意义。

一、突发事件公共卫生风险评估分类

我国突发事件公共卫生风险评估一般分为日常风险评估和专题风险评估。其中针对国内外重大突发公共卫生事件、大型赛事活动、自然灾害和事故灾难等开展全面、深入的专项公共卫生风险评估属于专题风险评估。

二、突发事件公共卫生风险评估方法

常用的突发事件公共卫生风险评估方法有专家会商法、德尔

菲法、风险矩阵法、分析流程图法等。专家会商法是指根据评估的内容邀请相关专业的专家参与会商，专家结合自身的知识和经验进行充分讨论，提出风险评估的相关意见和建议。德尔菲法是指按照确定的风险评估逻辑框架，采用专家独立发表意见的方式收集意见，一般会经过多轮专家咨询。风险矩阵法是指由有经验的专家对确定的风险因素的发生概率和严重程度进行量化评分，从而评估风险等级的方法。分析流程图法是指通过提前建立逻辑分析框架/流程图，采用层次逻辑判断的形式，逐层测量和判断风险要素，最终确定风险等级。

专家会商法组织实施相对简单、快速，且不同的专家可以充分交换意见，但结论容易受到参与专家的影响。德尔菲法的专家意见相对独立，受时空限制较小，但准备过程较复杂，评估周期较长。风险矩阵法可以量化风险，但要求被评估的风险因素相对确定，且专家对危险因素的了解程度较高。分析流程图法的优点是表达直观、便于操作、逻辑性强、考虑全面，缺点是层级过多、计算复杂、测量难度较大，需要分析人员有较强的专业能力和逻辑思维能力。可按照风险评估的目的和需求，采用不同的方法评估。

三、突发事件公共卫生风险评估步骤

1. 计划和准备：明确此次风险评估的目的、需求和可利用的资源，选择合适的评估方法，确定参与人员，收集评估资料等。
2. 实施：通过风险识别、风险分析和风险评价，提出风险管理的措施和建议。
3. 报告撰写及报送：进行风险评估报告的撰写及报送。

第二节 大型赛事活动公共卫生风险评估关注的重点和特点

大型赛事活动会在特定地点、短时间内出现跨国家、跨地区大量人口的流动和高度聚集,大大增加了突发公共卫生事件发生的风险,且大型赛事活动举办的不同阶段可能会面临不同的风险。所以,需要针对大型赛事活动开展专题公共卫生风险评估,制定风险管理策略和措施,为顺利举办大型赛事活动奠定基础。

一、大型赛事活动公共卫生风险评估关注的重点

大型赛事活动风险评估需围绕具体情况进行,需关注的重点如下。

1. 大型赛事活动的举办时间、地点、规模、主要活动内容及形式、活动参加人员的数量及其生活居住环境、易感性等。

2. 举办地突发公共卫生事件发生情况,包括传染病的种类及流行强度、中毒的类型及发生率、高温中暑或冰冻灾害发生情况等。

3. 活动可能带来的输入性疾病或其他健康危害,包括参加人员的来源国家正流行的疾病和可能带来的风险等。

4. 大型赛事活动可能发生的其他突发事件公共卫生风险,包括恐怖事件、自然灾害、事故灾难等的公共卫生风险。

5. 现有的卫生保障能力和已采取的措施,包括监测能力、救治能力、防控能力、饮食饮水保障水平、人群免疫水平等。

二、大型赛事活动公共卫生风险评估的特点

大型赛事活动公共卫生风险评估是综合、持续的风险评估,

需要针对不同的时段、空间及人群,提出风险管理建议。

1. **分时段**:大型赛事活动举办前、中、后关注的公共卫生风险重点会有所不同,需要结合各阶段的特点进行持续的风险评估。赛前明确重要公共卫生风险点,赛中做好每日风险监测和评估,赛后一段时间持续评估可能给举办地带来的公共卫生风险。

2. **分空间**:一般可分为赛事侧和城市侧。赛事侧的重点场所主要为比赛场馆、运动员居住地、接待宾馆酒店、主媒体中心、抵离场所等,城市侧作为一般场所。

3. **分人群**:一般可按照是否参与赛事分为重点人员和一般人员。重点人员主要是各国参赛运动员、教练员、代表团随行人员、裁判员、国际和国内要客和嘉宾、注册媒体和赞助商以及赛事工作人员等,一般人员是指赛事期间在举办城市的所有其他人员,包括当地居民及游客等。

第三节　大型赛事活动公共卫生风险评估模式

现以成都大运会为例,详述大型赛事活动公共卫生风险评估模式。

从 2023 年 4 月起,成都市建立国家、省、市疾病预防控制中心和成都海关联合研判机制,制订风险评估工作方案(详见附录九),明确国家、省、市疾病预防控制中心及成都海关、成都大运会保障部等专家组成员(70 余人),确立定期会商研判机制,共召开研判会议 26 次,在专业广度和深度方面为风险研判奠定坚实的基础。

根据成都大运会筹备与实施的不同阶段需要考虑的传染病及其他突发公共卫生事件的发生风险,构建赛前、赛中和赛后三阶段风险评估体系。

一、赛前明确防控重点

密切跟进 WHO、美国疾病预防控制中心、欧洲疾病预防控制中心等权威机构公布的传染病疫情进展，全面梳理参赛国家和地区传染病流行情况，动态评估重点防范输入性传染病风险，形成风险评估报告 13 期、全球全国疫情进展速报 26 期，为有针对性地做好防控工作明确了方向（详见附录十、附录十一）。

二、坚持赛时每日分析

组建分析研判专班，每日聚焦城市侧和赛事侧，重点分析症状监测、污水监测、病媒监测、舆情监测等数据，明确需要关注的风险和场馆并提出防控举措，累计形成 20 期日报上报成都市委、市政府（详见附录十二）。组织开展新型冠状病毒、猴痘、登革热、基孔肯雅热、疟疾、霍乱等的专题评估，明确疫情防控风险，科学提出工作建议，为科学决策提供重要依据。

三、强化赛后评估

重点开展城市侧参与保障工作人员症状监测、全市重点传染病及其他突发公共卫生事件监测，及时掌握大型赛事活动对城市侧可能带来的影响。将每日评估持续到大运会赛后 1 周，之后每周评估 1 次直至赛后 1 个月。

第三章　大型赛事活动病媒生物防制

第一节　病媒生物防制策略

一、防制原则

按照"环境治理为主、药械控制为辅"的原则，坚持科学防制、精准防制。落实属地管理、赛区负责、部门协作、场馆参与、科学监测、评估监督、分类指导的方针，坚持以专业化服务机构为主、群众参与为辅，确保大型赛事活动病媒生物防制工作绿色、环保、高效、规范开展，有效降低鼠、蚊、蝇、蟑螂等主要病媒生物密度及其他有害生物密度，保障参赛人员健康，有效预防和控制病媒生物传染病的发生与传播，以及其他有害生物的骚扰。

二、防制目标

以成都大运会为例。依据《病媒生物密度控制水平　鼠类》（GB/T 27770—2011）、《病媒生物密度控制水平　蚊虫》（GB/T 27771—2011）、《病媒生物密度控制水平　蝇类》（GB/T 27772—2011）、《病媒生物密度控制水平　蜚蠊》（GB/T 27773—2011）、《病媒生物密度综合管理技术规范　城镇》（GB/T 27775—2011）

等标准（以下简称"国家控制水平标准"），成都大运会期间不同区域的病媒生物密度控制标准必须达到《成都大运会病媒生物密度控制标准》（详见附录十三）要求。

（一）核心保障区

核心保障区包括开幕式和闭幕式场馆、主媒体中心和多功能体育馆。以上室内重要场所监测不到鼠、蚊、蝇和蟑螂，应设防鼠、防蝇、防蚊设施，合格率达100%，其余区域及室外病媒生物密度至少达到国家控制水平标准A级水平，室外有害生物密度（摇蚊、蠓、飞蛾等）得到有效控制。

（二）重点保障区

重点保障区包括大运村、接待酒店、竞赛场馆、定点医院等。上述室内外病媒生物密度达到国家控制水平标准B级水平，防鼠、防蝇、防蚊设施合格率至少达到97%，室外有害生物密度（摇蚊、蠓、飞蛾等）得到有效控制。

（三）一般保障区

一般保障区包括训练场馆、核心保障区和重点保障区周边500米延长线范围内。以上区域病媒生物密度至少达到国家控制水平标准C级水平，防鼠、防蝇、防蚊设施合格率至少达到95%。

各类保障区分布见图3-1。

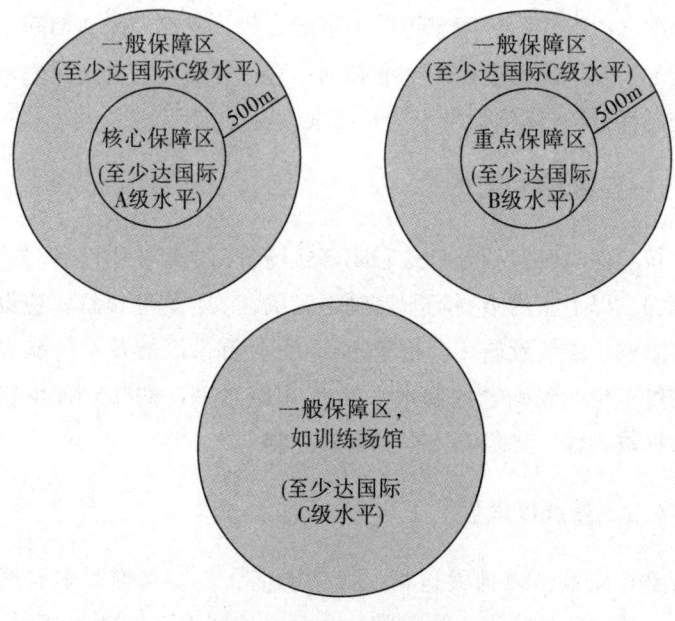

图 3-1 各类保障区分布

三、防制措施

(一) 蚊类及蠓类等吸血飞虫的防制

1. 环境防制:

1) 清除环境中各类积水和枯枝败叶。

2) 清理环境中可能产生积水的各种垃圾和杂物。

3) 加强废旧轮胎和陶罐管理。

4) 填平积水坑、洼,疏通积水沟渠、下水道。

5) 封闭线缆沟槽和明沟。

6) 在建筑物的反梁结构和平顶屋设置排水系统,每周疏通清淤,雨棚要改造成斜坡,防止积水。

7) 种养水生植物的水池或容器要每周清理、换水。

8）应在可以放养鱼类的永久性积水容器中放养鱼类。

2. 物理防制：

1）成蚊可使用含有二氧化碳或化学引诱剂的诱蚊装置、光学诱蚊装置等诱杀。该类器械使用时应避免其他干扰物影响。

2）室内少量成蚊可用电蚊拍等击杀。

3）蚊幼、蛹、卵等可采用开水烫杀或干燥杀灭。

4）安装纱门纱窗，网眼密度纵向≥16孔/5厘米、横向≥16孔/5厘米。

5）下水道口安装防蚊闸，各类管井盖孔洞使用防蚊贴。

3. 化学防制：

1）对于尚未清理的孳生地或无法清除的积水（如已经积水的轮胎、防火缸、下水道口等）可以使用化学或生物杀幼剂进行防制。

2）空间喷雾快速杀灭成蚊。空间喷雾包括超低容量喷雾和热烟雾。杀虫剂形成的雾粒粒子直径应＜50微米，大运会场馆内禁止使用热烟雾机、热雾剂等发烟性药械。进行空间喷雾作业时应根据蚊虫种类、密度、环境特点选择合适的药械和处理时间，一般在蚊虫活动高峰时段进行处理。空间喷雾在风速＜4m/s（15km/h）时方可进行，静风条件下处理效果最佳，处理时保持从下风向到上风向。喷雾流量和喷雾移动速度可参照《病媒生物化学防治技术指南　空间喷雾》（GB/T 31714—2015）计算。

注意事项：作业前对现场人员进行警告，对食物、贵重设备及物品进行覆盖，移走宠物，熄灭火源。操作者应按要求配置和使用防护装备，按生产商提供的操作指南操作。

3）室内滞留喷洒适用于防制在室内栖息的蚊虫，根据蚊虫栖息表面特点（不同吸收表面：墙面、家具面、玻璃面等）使用，具体喷洒方式参见《病媒生物化学防治技术指南　滞留喷洒》（GB/T 31715—2015）。

4. 生物防制：可在合适的水体中饲养食蚊鱼类和使用生物杀虫剂，如苏云金杆菌制剂、球形芽孢杆菌制剂、S-烯虫酯等。

（二）蝇类防制

1. 环境防制：

1）清理卫生死角，清除孳生物，加强生活垃圾和餐后食品垃圾管理。

2）垃圾箱（桶）、泔水桶加盖密闭储放、及时清运。存放垃圾容器的地面应硬化，并保持清洁。垃圾容器清运后应彻底清洁，不留淤积物。

3）垃圾宜采取袋装化和直运方式，淘汰垃圾池、垃圾通道储放垃圾的方式。

4）建立厕所卫生清洁制度，完善防蝇设施，厕所周围1米内地面应硬化。

5）保证排水系统畅通，以防堵塞后污水外溢、淤泥堆积，为蝇类孳生提供场所。

2. 物理防制：

1）防蝇设施主要有纱窗、纱罩、纱门、门帘及风幕机等，安装需与门匹配。

2）门帘宽度必须大于门洞宽度。胶帘式门帘的两胶片之间重叠处必须≥4厘米，胶片长度距地面宜≤0.5厘米。宜在入门处增加缓冲间并在两口处都安装门帘。

3）风幕机吹出的风幅必须大于门洞宽度，风幕机的风速应>7.62m/s，风口向外倾斜30°。

4）防蝇设施应有专人负责，定期维护。

5）室内有少量成蝇活动时，宜使用电蝇拍等直接捕打灭蝇。

6）将粘捕式灭蝇灯、电动捕蝇器、捕蝇笼、粘蝇纸等器械设置于蝇类活动区域诱捕或诱杀成蝇，并注意避免干扰物影响。

3. 化学防制：主要方法有空间喷雾法、滞留喷洒法、毒饵法、毒蝇绳法，参见《病媒生物综合管理技术规范　化学防治蝇类》（GB/T 31718—2015）。

（三）**鼠类防制**

1. 环境防制：

1）环境改造，平整地面，封堵建筑物与外界相通的孔洞及地面鼠洞，建筑物周围地面硬化，离墙1米范围内无杂草、树丛。

2）清理室内外杂物，保持环境整洁。

3）生活垃圾日产日清，储存容器密闭，不渗、不漏。

4）食物按要求用防鼠容器收纳。

2. 物理防制：

1）室内环境以及居民区内可利用捕鼠器械和粘鼠板等捕杀鼠类。

2）灭鼠器械的选择、应用的时间、放置位置应根据作业地点情况进行相应调整，做到数量充足、有效布放。

3）不能封闭的建筑物与外界相通的管道、孔洞用间隔≤0.6厘米的金属栅栏或直径≤0.6厘米的金属孔网封堵。

4）门与门、门框、地面间隙应≤0.6厘米，食物库房门口应设置高度60厘米的挡鼠板；食堂和食物库房通向外部的木制门和框应镶高度30厘米金属板或设置60厘米的挡鼠板。

5）地下室、平房、楼房1层的排风扇和通风口应设有间隔或孔径≤0.6厘米的金属栅栏或网罩，门窗玻璃无破损。

6）下水道口应有间隔或孔径<1厘米的金属栅栏或网格。

3. 化学防制：杀鼠剂的种类和使用剂量应遵循相关的安全准则，参见《杀鼠剂安全使用准则　抗凝血类》（GB/T 27777—2011）。

(四) 蟑螂防制

1. 环境防制：

1) 堵塞建筑物裂缝、管线通道缝隙、地板以及门窗框缝隙等，下水道口用细眼不锈钢金属网密封，清除蟑螂的栖息场所。物品进入室内之前应仔细检查，预防蟑螂及其卵鞘侵入。

2) 定期清理碗杯柜、杂物柜、书柜等家具，定期整理堆积的杂物，及时清除蟑螂粪便、残骸，保持室内环境整洁有序。

3) 厨房和食物库房应经常保持通风干燥，灶台和桌面等处不留食物残渣、污物，地面、桌面等保持洁净。

2. 物理防制：

1) 用粘蟑纸、粘蟑盒粘捕蟑螂。粘蟑纸晚放晨收，诱捕到蟑螂后可烫杀或焚烧处理。

2) 对于厨房和食堂等蟑螂重点孳生场所，可用开水或蒸汽直接浇灌蟑螂栖息活动场所，烫杀蟑螂。

3. 化学防制：

1) 化学防制应与其他防制方法综合使用，应根据蟑螂种类、习性、密度、环境特点，既往用药情况等选择药械和方法。

2) 主要方法有毒粉法、毒笔法、涂抹法、颗粒毒饵法、胶饵法、气雾喷洒法、滞留喷洒法、热烟雾法等，参见《病媒生物综合管理技术规范　化学防治　蜚蠊》（GB/T 31719—2015）。

4. 生物防制：采用由蟑螂信息素、蟑螂病毒、病毒协调激活因子等成分复配形成的新型杀蟑螂生物制剂进行生物防制。

第二节　病媒生物综合治理措施

以成都大运会为例。成都大运会场馆及大运村周边的场所类型复杂多样，部分是餐饮场所、农贸市场，部分是居民院落，部分是学校、医院、商场、公厕等公共场所，部分是农田、农村。面对不同类型的环境场所，不能采用单一方法进行病媒生物防制，应有针对性地采取以环境治理为主，物理、化学、生物联合并举的方法开展病媒生物综合治理。

一、环境排查与整治

以成都大运会场馆或大运村为中心，其周边500米延长线内的外环境区域作为大运会公共场所病媒生物孳生环境的排查范围。在辖区爱卫办和赛区委员会的组织领导下，充分发动商家、群众、居民、职工和师生等，针对不同的环境类型，大力开展爱国卫生运动，为成都大运会助力。餐饮场所、农贸市场应做好基础卫生，管理好垃圾并及时清运，垃圾容器清运后应彻底清洁，不留淤积物；居民院落重在清除卫生死角和乱堆放的杂物，清理无用的小型积水，管理好有用积水，存放垃圾容器的地面应硬化，并保持清洁；学校、医院、商场、厕所等应管理好内外环境，做好垃圾收集、清运等；农田、农村注意蓄水期的蚊虫孳生，及时清理禽畜粪便，做好杂物、废物的收集处理。

二、物理防制方法

（一）完善三防设施建设

餐饮场所、农贸市场应根据重点行业的要求，加强防鼠、防蝇设施的建设，与外界连通的门、窗、通风口应加装纱门、纱窗、纱网或安装防蝇帘、风幕机等。售卖熟食的摊位或店铺应加装纱门、纱窗，保证防蝇效果。餐饮后厨的地漏和下水道口应加装孔径<1厘米的金属格栅或网格。

对于学校、医院、商场、厕所等公共场所，建议安装纱窗和门帘,阻挡蚊蝇的侵入。

(二)科学布放物理器械

在公共场所较为隐蔽的外环境可布放鼠夹、鼠笼、诱蚊灯、诱蝇笼等物理器械;在室内可布置粘蝇纸、粘鼠板、蟑螂屋、灭蝇灯,使用电蚊拍等物理器械开展病媒生物防制。

三、化学和生物防治方法

结合成都大运会外环境病媒生物密度常规监测数据和评估结果,决定是否进行相关公共场所的化学和生物防治。在施用药物时,务必选用低毒、高效、绿色的药剂并配合适宜的器械。严禁在餐饮环境施用鼠药、喷洒防蚊蝇的杀虫剂;对于农贸市场、居民院落等,应着重对垃圾暂存点开展药物处置;大型水体尽量投放生物类制剂,如苏云金杆菌、S-烯虫酯等。相关方法及药剂选择可参照《病媒生物化学防治技术指南 滞留喷洒》(GB/T 31715—2015)、《病媒生物综合管理技术规范 化学防治 蝇类》(GB/T 31718—2015)、《病媒生物综合管理技术规范 化学防治 蜚蠊》(GB/T 31719—2015)、《杀虫剂安全使用准则 除虫菊酯类》(GB/T 27779—2011)、《杀鼠剂安全使用准则 抗凝血类》(GB/T 27777—2011)。

第三节 病媒生物监测和防制评估

一、病媒生物监测

以成都大运会为例。制定《第 31 届世界大学生夏季运动会病媒生物监测方案》(详见附录十四),采用病媒生物智慧信息监测系统,开展以鼠、蚊为重点的病媒生物监测工作,持续推进赛事侧的密度监测和智能预警工作,同步开展抗药性以及病原性监测,实现对相关病媒生物传染病的风险评估、预测预警,以及制定和实施针对性防治对策和措施。

二、病媒生物防制评估

下面以成都大运会为例阐述。

1. 成立病媒生物防制效果评估工作小组:病媒生物防制技术保障专家库成员和卫生监督执法大队的工作人员按照片区分组负责的方式联合成立病媒生物防制效果评估工作小组,对该片区内的大运场馆、酒店及其周边环境开展病媒生物防制效果评估,并完成问题清单、问题照片和评估报告的反馈及上报。

2. 评估频次:各场馆5月至6月分别完成效果评估1次,7月完成2次;各酒店6月、7月每月完成效果评估1次。

3. 评估方法:评估小组按照《第31届世界大学生运动会病媒生物防制评估方案》要求,分别采用相应的评估方法和评估标准进行评估(详见附录十五)。

第四章　大型赛事活动食源性疾病风险防范

第一节　大型赛事活动食源性疾病风险

食源性疾病是当今世界上分布最广泛、最常见的疾病之一，是当今世界范围内最为突出的公共卫生问题之一。WHO对食源性疾病的定义："通过摄入食物进入人体的各种致病因子引起的、通常具有感染或中毒性质的一类疾病。"《中华人民共和国食品安全法》中对食源性疾病的定义："食品中致病因素进入人体引起的感染性、中毒性疾病等，包括食物中毒。"食源性疾病包括三个基本要素：①食物是携带和传播病原物质的媒介；②导致人体罹患疾病的病原物质是食物中所含有的各种致病因子；③临床特征为急性、亚急性中毒或感染。

大型赛事活动涉及大量的人员参与，包括运动员、观众、工作人员等。这些人员来自不同的地区，有着不同的饮食习惯和健康状况，增加了食品管理和疾病防控的复杂性。大型赛事活动从申办到举办，筹备工作涉及多个方面，包括食品安全保障等。同时，大型赛事活动的影响范围广泛，吸引了全球的关注，一旦发生食源性疾病事件，其影响将迅速扩散。此外，为了满足大量人员的饮食需求，大型赛事活动期间需要保证大量的食品供应。这些食品种类繁多，包括主食、副食、饮料等，且往往由多家餐饮单位共同提供。这增加了食品管理和监督的难度。

基于以上特点,大型赛事活动食源性疾病主要存在以下风险:

1. 食品污染风险:在大型赛事活动中,由于食品供应量大、种类多,且涉及多家餐饮单位,食品污染的风险相对较高。食品可能在生产、加工、运输、储存等环节中受到细菌、病毒、寄生虫等致病微生物的污染,以及化学性污染物的污染。

2. 交叉污染风险:由于人员密集、食品种类繁多,交叉污染的风险也较高。例如,生熟食品未分开处理、食品加工工具未彻底清洁消毒等,都可能导致交叉污染的发生。

3. 食品中毒风险:如果食品受到致病微生物污染或含有有毒有害物质,且未经充分加热处理或储存不当,就可能引发食品中毒事件。这类事件往往具有突发性、群体性和严重性的特点,对大型赛事活动的顺利进行和参赛者、观众的健康安全构成严重威胁。

第二节　大型赛事活动食源性疾病防控策略

以成都大运会为例。成都大运会在夏季召开,这是食源性疾病高发的季节,加上大型赛事活动的特点,食源性疾病防控形势较为严峻。

一、食源性疾病防控准备

(一)制定应急预案与工作指南

印发《成都大运会食品安全突发事件卫生应急预案》《成都市大运会食源性疾病类突发公共卫生事件处置指南》,明确应急组织机构、职责分工、处置流程,以指导各场馆及大运村相关公共卫生保障人员按流程、按规范开展可能的食源性疾病暴发事件处置。

（二）技术人员准备

抽调各区县食源性疾病现场流行病学调查骨干力量，作为驻点人员，进行大运村驻村食源性疾病保障工作。同时分区域划片抽调技术骨干，保障赛事场馆所在区县调查人员充足。

（三）完善应急物资储备

确保市级、主赛区、其他赛区的沙门氏菌、副溶血性弧菌、致泻性大肠埃希菌、蜡样芽孢杆菌、葡萄球菌肠毒素等常见致病因素核酸检测及分离鉴定试剂储备充足，市级及龙泉驿区多病原快速检测试剂储备充足。

（四）检测能力建设

确保市疾病预防控制中心完成鹅膏毒素、乌头碱、龙葵素、农兽药残留等121项食品安全检测指标检测能力建设，区县疾病预防控制中心完成重金属、农药残留等36项食品安全检测指标检测能力建设。

（五）开展应急演练

在全市及大运村开展针对食源性疾病暴发事件场景的桌面推演及应急演练，通过桌面推演使各驻点人员熟悉相关工作及处置流程，提高应急处置能力。

二、监测与应急处置

(一) 医疗机构接诊与报告

大运村医疗中心、医疗室（点），场馆/酒店医疗卫生工作组，定点医疗机构等的大运会医务人员首诊发现腹痛、腹泻、恶心、呕吐等胃肠道症状病例后应立即报告各点位公共卫生保障人员，开展病例搜索。如果发现有类似病例，公共卫生保障人员及时通知片区疾病预防控制中心开展现场调查处置工作。

(二) 医务人员临床处置

大运会医务人员在接诊后需现场采集患者基本信息并开展初步流行病学调查，必要时可在知情同意的前提下开展诺如快检等，结合临床症状、流行病学史及快检结果等初步判定是否为常见致病因子引起的食源性疾病，并进行初步诊断及临床处置，后续配合疾病预防控制中心工作人员开展进一步流行病学调查、采样或其他现场处置工作。

(三) 现场流行病学调查

接报后进行核实诊断、现场流行病学调查、样品采集与实验室检测、食品卫生学调查等。必要时及时将信息上报专家组，由专家组评估并提出处置意见。食源性疾病暴发事件流行病学调查工作流程见图4-1。

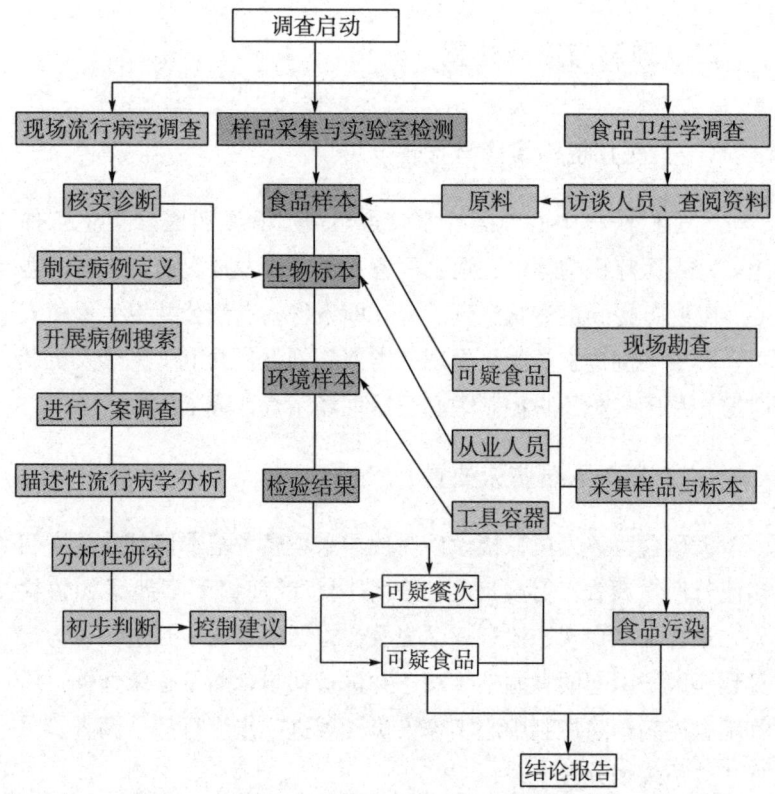

图 4-1 食源性疾病暴发事件流行病学调查工作流程

1. 核实诊断：调查员到达现场后应核实发病情况、访谈患者、采集生物标本和食品样本等。

1) 核实发病情况：通过接诊医生了解患者的主要临床特征、诊治情况，查阅患者在接诊医疗机构的病历记录和临床实验室检测报告，摘录和复制相关资料。

2) 开展病例访谈：根据事故情况制定访谈提纲、确定访谈人数并进行病例访谈。访谈对象首选首例、末例等特殊病例。访谈内容主要包括人口统计学信息、发病和就诊情况以及发病前的饮食史等。访谈提纲可参考《成都大运会食源性疾病暴发事件病例访谈提纲（通用版）》（详见附录十六）和《成都大运会食源性疾病暴发事件病例访谈提纲（英文参考版）》（详见附录十七）。

3）采集样本。调查员到达现场后应立即采集病例生物标本、食品样本和加工场所环境样本以及食品从业人员的生物标本。如未能采集到相关样本/标本，应做好记录，并在调查报告中说明相关原因。

2. 制定病例定义：病例分为疑似病例和确诊病例，定义应当简洁，具有可操作性，可随调查进展进行调整。病例定义可包括时间、地区、人群、症状体征、临床辅助检查阳性结果、特异性药物治疗有效、致病因子检验阳性结果等。

3. 开展病例搜索：调查员应根据可疑餐次是否明确、事故具体地点及范围等选用适宜的方法开展病例搜索。开展病例搜索时采用一览表记录病例发病时间、临床表现等信息。一览表可参考《成都大运会食源性疾病暴发事件调查病例临床信息一览表》（详见附录十八）制定。

4. 进行个案调查：根据病例的文化水平及配合程度，结合病例搜索的方法要求，可选择面访调查、电话调查或自填式问卷调查等方法开展调查。个案调查可与病例搜索相结合，同时开展。个案调查应使用一览表或个案调查表，采用相同的调查方法。个案调查范围应结合事故调查需要和可利用调查资源等确定，避免因完成所有个案调查而延误后续调查的开展。

调查内容包括：人口统计学信息、发病和诊疗情况、饮食史、其他个人高危因素等。调查一览表设计可参考《成都大运会食源性疾病暴发事件调查病例临床信息一览表》《成都大运会食源性疾病暴发事件调查病例食品暴露信息一览表》（详见附录十九）和《成都大运会食源性疾病暴发事件个案调查表（通用版）》（详见附录二十）。

5. 描述性流行病学分析：个案调查结束后，应根据一览表或个案调查表建立数据库，及时录入收集的信息资料，核对录入的数据后，按照临床特征、时间分布、地区分布、人群分布等内容进行描述性流行病学分析，并由此对引起事故的致病因子范围、可疑餐次和可疑食品做出初步判断，用于指导临床救治、食品卫生学调查和实验室检测，提出预防控制措施。

可通过病例对照研究和队列研究等流行病学研究方法分析可疑食品或餐次与发病的关联性，通过设计可疑餐次或可疑食品的调查问卷，进行个案调查，通过计算比值比（OR）及相对危险度（RR）进行分析。如出现 2 个及以上可疑餐次或食品，可采用分层分析、多因素分析方法控制混杂因素的影响。对确定的可疑食品可进一步做剂量－反应关系的分析。

（四）食品卫生学调查

食品卫生学调查不同于日常监督检查，应针对可疑食品污染来源、途径及其影响因素，对相关食品种植、养殖、生产、加工、储存、运输、销售各环节开展卫生学调查，以验证现场流行病学调查结果，为查明事故原因、采取预防控制措施提供依据。应在发现可疑食品线索后尽早开展食品卫生学调查，调查方法包括访谈相关人员，查阅相关记录，进行现场勘查、样本采集等。如未能采集到相关样本，应做好记录，并在调查报告中说明原因。初步推断致病因子类型后，应针对生产加工环节有重点地开展食品卫生学调查。

（五）采样和实验室检测

采样和实验室检测是事故调查的重要工作内容。实验室检测结果有助于确认致病因子、查找污染来源和途径、及时救治患者。采样应本着及时性、针对性、适量性和不污染的原则进行，以尽可能采集到含有致病因子或其特异性检测指标的样本。样本的采集、登记和管理应符合有关采样程序的规定。采样时应填写采样记录，记录采样时间、地点、数量等，由采样人和被采样单位或被采样人签字。采样表参见《成都大运会食源性疾病暴发事件流行病学调查采样记录表》（详见附录二十一）。实验室应依照相关检测工作规范的规定，及时完成检测任务，出具检测报告，对检测结果负责，结合致病因子检测结果与事故病因的关系对致病因子进行综合分析判断。

（六）资料分析和调查结论

调查结论包括是否定性为食源性疾病暴发事件，以及事故范围、发病人数、致病因子、污染食品及污染原因。不能做出调查结论的事项应当说明原因。调查结论中因果推论应当考虑关联的时间顺序、关联的特异性、关联的强度、剂量－反应关系、关联的一致性、终止效应等因素。调查机构可参考《成都大运会食源性疾病暴发事件流行病学调查信息整理表》（详见附录二十二）的格式和内容整理资料，按照《成都大运会食源性疾病暴发事件流行病学调查报告提纲》（详见附录二十三）的框架和内容撰写调查报告，对调查情况进行工作总结和自我评估，总结经验，分析不足，以更好地应对类似事故的调查。

第三节 常见食源性疾病的临床表现、救治及预防措施

大型赛事活动食源性致病因子的判断及调查处置可参考以下不同类型食源性疾病的临床表现、救治及预防措施。

一、细菌所致食源性疾病（细菌性食物中毒）

（一）胃肠型食物中毒

胃肠型食物中毒包括沙门菌属、变形杆菌属、霍乱弧菌、副溶血性弧菌、致病性大肠埃希菌属、葡萄球菌肠毒素等引起的食源性疾病。可疑食物主要有动物肉类及其内脏、海产品、水产品、乳制品、豆制品、植物面粉及被污染的水源。其潜伏期短，常于进食后 1~72 小时发病，一般为 16~48 小时；主要表现为上中腹部持续或阵发性绞痛、腹泻、恶心、呕吐等胃肠炎症状，呕吐物多为所进食物。

救治：①停止进食可疑食物；②对症治疗，及时纠正水、电解质紊乱及酸中毒，采用物理降温等措施；③根据实验室病原学检测结果，选用合适的抗生素，但抗菌治疗不能缩短排菌期，同时，早期使用抗生素会增加溶血性尿毒综合征发生的风险。

预防措施：减少生冷食物和不洁食物的摄入，保持进食环境清洁。

（二）神经型食物中毒

神经型食物中毒包括肉毒杆菌外毒素引起的食源性疾病。可疑食品有易被肉毒杆菌外毒素污染的罐头、香肠、腊肉等肉制品，发酵豆制品（臭豆腐、豆瓣酱、豆豉等），发酵面制品（发酵馒头、面酱）。其潜伏期短，多为 2~36 小时，起病突然，以神经系统症状为主，先有全身乏力、软弱、头痛、头晕或眩晕，继而出现视物模糊、复视、瞳孔散大、眼肌瘫痪。重者可出现吞咽、咀嚼、发音困难，甚至呼吸困难。可有恶心、便秘或腹胀等胃肠道症状，但腹痛、腹泻少见。

救治：①一般治疗，肉毒杆菌外毒素在碱性溶液中易被破坏，在氧化剂作用下毒力减弱，应尽早用 5％ 碳酸氢钠溶液或 1∶4000 高锰酸钾溶液洗胃，服泻药并清洁灌肠，以清除毒素。对于吞咽困难者可鼻饲饮食或静脉内补充营养及水分。咽喉部有分泌物积聚时应及时吸除。对于呼吸困难者应予以氧气吸入，做气管切开、机械通气，加强监护。继发肺炎时应用抗生素。②抗毒素治疗。

预防措施：加强禽畜的宰前检疫与宰后检疫，对食品加工、运输与储存应做好卫生管理，严禁售卖病死动物肉及腐败、变质食品。做好卫生宣传教育工作，不暴饮暴食，不吃不洁、腐败、变质食物，不进食未经合理烹饪制作的食物。如进食食物已被证实存在肉毒杆菌或其外毒素，或同食者已发生中毒，未发病者应立即注射多价抗毒血清 1000～2000U，以防止发病。

二、病毒所致食源性疾病

引起急性胃肠炎的病毒主要有轮状病毒、星状病毒、杯状病毒（如诺如病毒）等，早期可引起严重的腹泻导致患者脱水。通常情况下，轮状病毒 A 型主要引起婴幼儿发病，诺如病毒主要引起成人发病。可疑食品有被轮状病毒或诺如病毒污染的饮用水、贝类产品等。

救治：无特殊治疗措施，主要采用对症治疗，包括用葡萄糖电解质溶液补液、纠正电解质紊乱，预防患者脱水。禁用抗生素治疗。

预防措施：婴幼儿轮状病毒性腹泻可采取口服轮状病毒疫苗进行预防。由于该病毒在固体表面、污水及手部可长时间生存，故应加强幼托机构婴幼儿用品的消毒，保持环境卫生。

三、真菌所致食源性疾病（真菌性食物中毒）

（一）毒蕈中毒

毒蕈为野生毒蘑菇，又称为毒菌、毒饵等。毒素主要有胃肠毒素、神经精神毒素（毒蝇碱、异噁唑衍生物、色胺类化合物、致幻素）、溶血毒素、原浆毒素、肝肾损害类毒素、横纹肌溶解类毒素、类光敏毒素等。

1. 胃肠型：潜伏期为 0.5~6.0 小时，表现为恶心、呕吐、腹痛、腹泻等，体温不高。严重者吐泻严重，腹痛剧烈，并可有休克、谵妄及昏迷。

2. 神经精神型：潜伏期为 0.5~6.0 小时，最短为进食后 10 分钟。表现为副交感神经兴奋症状，如流涎、流泪、大汗、瞳孔缩小、脉缓等，尚有部分胃肠道症状。重者可有肺水肿、呼吸抑制及昏迷等。

3. 溶血型：潜伏期较长，一般为 6~12 小时，除有恶心、呕吐、腹泻等胃肠道症状外，发病 3~4 天后出现溶血性黄疸、肝脾大，少数患者可出现血红蛋白尿，大量溶血可引发急性肾衰竭。

4. 肝脾损害型：有食欲缺乏、黄疸、乏力、肝功能异常等，潜伏期较长，可达 15~30 小时。有胃肠炎期、假愈期、内脏损害期、精神症状期。极少数患者出现急性肝坏死、中毒性心肌炎、中毒性脑病导致突然死亡。

救治：①清除毒物，早期催吐及洗胃，用 1：2000 或 1：5000 高锰酸钾液、3%~5%鞣酸溶液、浓茶等洗胃；用硫酸镁 30 克或蓖麻油 30~60 毫升导泻。洗胃及导泻应充分、彻底，约有 50%的毒素可经肝胆系统反复排入肠道（肠肝循环），故晚期洗胃、导泻仍具有积极意义。②血液净化。③应用解毒剂、拮抗剂，用阿托品、巯基类解毒剂、肾上腺糖皮质激素等治疗加速体内毒素的清除。④对症治疗及支持治疗，及时补液，纠正水、电解质紊乱及酸碱平衡紊乱，积极施以保肝和预防急性肾衰竭的支持治疗。

预防措施：提高安全意识，不吃不认识的野生蘑菇。蘑菇类彻底煮熟后再吃。

（二）真菌毒素中毒

真菌毒素主要有黄曲霉毒素、霉变甘蔗的节菱孢霉菌产生的3－硝基丙酸。黄曲霉毒素 B1 毒性最强，具有强烈的致癌性。3－硝基丙酸主要损害中枢神经，并累及消化系统。可疑食物：被黄曲霉毒素污染的粮油及其制品，以花生和玉米为主；霉变的甘蔗。

黄曲霉毒素中毒的潜伏期较长，早期有上腹不适、腹胀、呕吐、短时间发热及黄疸等。急性中毒者 2～3 周即有肝肾损害，出现肝脾大、腹水、下肢水肿、黄疸、血尿等，慢性中毒可导致肝癌、肾癌等。

节菱孢霉菌产生的 3－硝基丙酸中毒的潜伏期在食后 10 分钟～48 小时，一般为 2～5 小时，潜伏期越短，病情越重。轻者有消化道症状，患者出现恶心、呕吐、腹痛、腹泻，偶有黑便。重者以消化道症状起病，有恶心、呕吐、腹痛，剧烈呕吐后出现头晕、视物模糊，中枢神经症状以四肢颤抖、阵发性强直性抽搐为特征表现，抽搐时眼球向上凝视，瞳孔扩大或缩小，腱反射亢进，四肢强直或折刀样屈曲、内旋，手呈鸡爪样。重者多为儿童，死亡原因主要为呼吸衰竭。重症幸存者多留有神经系统后遗症，如痉挛性瘫痪、语言障碍、吞咽困难、眼球同向偏视、大小便失禁、身体屈曲、四肢强直等。

救治：①早期应立即催吐、洗胃、导泻及灌肠，使未被吸收的食物尽快排泄；②纠正水、电解质平衡紊乱；③积极进行护肝治疗，消除脑水肿及改善脑血液循环等对症治疗。

预防措施：防止粮食霉变。不食用霉变的花生、玉米及其制品，不吃霉变甘蔗。

四、植物所致食源性疾病（植物性食物中毒）

部分植物如蚕豆、发芽马铃薯（龙葵素）、生豆浆、鲜黄花菜（秋水仙碱）、菜豆角、苦瓠（葫芦瓜、蒲瓜）等可以引起中毒。

蚕豆病是由葡萄糖-6-磷酸脱氢酶（G-6-PD）缺乏引起的急性溶血性贫血，儿童多见。患者进食新鲜蚕豆数小时或数天（最长15天）后突然发病，表现为乏力、头痛、全身酸痛、恶心、腹泻等，随后出现黄疸、血红蛋白尿、贫血，重者可发生谵妄、抽搐、昏迷甚至死亡。

发芽马铃薯的有毒成分是弱碱性的生物碱龙葵素，对胃肠黏膜有强烈的刺激性、腐蚀性，对中枢神经系统有麻痹作用。一般进食后数十分钟至数小时发病，先有咽喉及口内刺痒或灼热感，继有恶心、呕吐、腹痛、腹泻等，1~2天可自愈。

黄豆中含有胰蛋白酶抑制剂、尿酶、血细胞凝集素，均为耐热的有毒物质，豆浆未经加热煮透，毒素不能彻底被破坏，食用后刺激胃肠道，抑制蛋白酶的活性，导致中毒。进食后1小时内出现头痛、恶心、呕吐、腹痛及腹泻，一般数小时后恢复正常。

鲜黄花菜中的秋水仙碱本身无毒，但经过胃肠道吸收后，在体内氧化为毒性很大的二秋水仙碱，刺激消化道及呼吸系统。进食后0.5~4.0小时发病，轻者有上腹不适、恶心、呕吐，重者有腹痛、腹胀及腹泻，个别有发热、畏寒、口渴、耳鸣、麻木等。

菜豆角中的皂苷具有溶血毒性，对消化道有刺激性，引起胃肠黏膜水肿、充血和出血。菜豆角中的植物血凝素为有毒蛋白，具有凝血作用。中毒潜伏期为 0.5~5.0 小时，主要以消化道症状为主，发病初期患者多有胃部不适、恶心、呕吐、腹痛、腹泻（水样便），少数患者有头晕、头痛、心悸、寒战、乏力及四肢麻木等。一般病程短，恢复快，预后良好。

苦瓠中含有耐热的糖甙毒素，少数煮透后仍有毒性，漂洗、加盐也不能去除此种毒素，故食后引起中毒。中毒潜伏期为 10 分钟至 2 小时，轻者出现口干、头晕、乏力、头痛、恶心、胃部不适。重者进食 3~4 小时后出现腹痛、心慌、剧烈腹泻，每天可达 10~20 次，为黄稀水便，极易造成脱水而引起酸中毒。

救治：①清除毒物，早期催吐及洗胃，用 1∶2000 或 1∶5000 高锰酸钾液、3%~5% 鞣酸溶液、浓茶等洗胃；用硫酸镁 30 克或蓖麻油 30~60 毫升导泻。②纠正水、电解质平衡紊乱。③利尿排毒。④保护肝肾功能。

预防措施：不吃不熟悉的野菜、腐败变质的蔬菜，对部分含有毒成分的瓜果、蔬菜要认真清洗和制作，要烧熟煮透。

五、动物所致食源性疾病（动物性食物中毒）

河豚（河豚毒素）、鱼胆、动物甲状腺、织纹螺（河豚毒素）、有毒贝类（石房蛤毒素、贝类毒素）等都可引起中毒。

河豚毒素引起的中毒早期表现为手指和脚趾刺痛或麻痛，口唇、舌尖以及肢端感觉麻木，继而全身麻木，严重时出现运动神经麻痹、四肢瘫痪、共济失调、言语不清、失声、呼吸困难、循环衰竭、呼吸麻痹，还可有恶心、呕吐、腹痛、腹泻、血压下降、心律失常等。

鱼胆的主要成分是胆盐、氰化物及组胺。中毒潜伏期为 2~6 小时。轻度中毒表现为恶心、呕吐、腹痛、腹泻等，可伴有头晕、乏力、出汗等神经中毒症状，一般无器官损害。重度中毒表现为黄疸、肝区疼痛、肝大、腹胀、肝功能异常等，甚至出现肝性脑病，可出现少尿或无尿、水肿、血压升高、血尿素氮与肌酐升高，导致急性肾衰竭。少数患者出现中毒性脑病，可发生急性溶血、出血和中毒性心肌病。

动物甲状腺在烹调温度 70℃ 以下时很难被完全破坏，大量外来的甲状腺素扰乱了人体正常的内分泌活动，表现为类似甲状腺功能亢进的一系列症状，头晕、头痛为最常见，还有心悸、气短、烦躁、乏力、四肢酸痛、抽搐、食欲亢进或减退、恶心、呕吐、失眠、多汗、发热、视物模糊、腹痛、腹泻或便秘等，脱发也较常见，中毒后 10 余天可发生。也有患者 2 周后手足掌侧脱皮，个别患者出现全身性脱皮。

有毒贝类的毒素主要储存在肝脏和胰腺。神经型中毒主要以神经麻痹为主，引起中毒的贝类有贻贝、蛤仔、扇贝、东风螺，含有石房蛤毒素，中毒潜伏期为 0.5~3.0 小时，早期为唇、舌、手指麻木感，继而四肢末端和颈部麻痹、运动麻痹，伴有发音困难、流涎、头痛、恶心、呕吐、口渴等，重者因呼吸麻痹死亡。死亡常发生在发病后 2~12 小时，患者死前神志清楚。如发病 24 小时后仍存活，则预后良好。肝型中毒潜伏期为 24~48 小时，早期症状有上腹部不适、恶心、呕吐、腹痛、乏力、低热等，在肩胛部、上臂、下肢等处有粟粒状大小红点或暗红色出血斑，牙龈、皮下也可出血。重者可有呕血、黄疸、肝功能异常，可发生肝性脑病，预后不良。

"瘦肉精"的成分为盐酸克仑特罗，是治疗支气管哮喘的解痉药，属于 β2 受体激动剂。中毒潜伏期为 0.5~2.0 小时，患者有烦躁、焦虑、耳鸣、眩晕、心悸、肌肉胀痛、面部和四肢肌肉震颤、恶心，血压可升高。

救治：①催吐、洗胃及导泻，以清除毒物。②补液加速排毒。③对症治疗，改善心、肺、肝、肾功能。④河豚中毒无特效解毒药，L-半胱氨酸可改变河豚毒素分子结构而有解毒作用；

大剂量莨菪类药物可拮抗毒素对心脏的毒作用，并提高机体对毒素的耐受性；动物甲状腺中毒可使用抗甲状腺药治疗，避免甲状腺危象发生；蚯蚓中异体蛋白毒素有溶血作用，可抑制中枢神经，采用止血、抗休克及呼吸兴奋剂进行治疗。

预防措施：剔除动物肉中的甲状腺、淋巴结等有毒有害成分，禁食有毒鱼卵及内脏，避免食用有毒贝类产品。食物要烧熟煮透。

六、寄生虫所致食源性疾病

食用未煮熟的牛羊猪肉、水产品及植物等可引起寄生虫所致食源性疾病。

原虫类：溶组织内阿米巴（摄入被污染食物及水）、弓形虫（吃生肉或奶类）、蓝氏贾第鞭毛虫（摄入被污染食物及水）。

绦虫：牛带绦虫（吃未熟牛肉）、猪带绦虫（吃未熟猪肉）、细粒棘球绦虫（又称包虫病，摄入被污染食物及水）。

吸虫：华支睾吸虫（吃生鱼、生虾）、并殖吸虫（吃生蟹、蝲蛄）、姜片虫（吃生菱角及荸荠）。

其他：旋毛虫（吃未熟猪肉及狗肉）、广州管园线虫（吃未熟的福寿螺）、蛔虫、鞭虫、蛲虫。

主要症状和体征：腹痛、腹泻、乏力。

广州管园线虫的幼虫寄生于体内，主要临床表现为嗜酸性粒细胞增多性脑膜炎症状、剧烈头痛等，可有神经根痛、痛觉过敏等症状，伴有发热、恶心、呕吐等。

包虫病患者早期可无任何临床症状，多在体检中发现，主要的临床表现为棘球蚴囊占位所致压迫、刺激或破裂引起的一系列症状。囊型包虫病可发生在全身多个器官，以肝、肺多见。泡型包虫病原发病灶几乎都位于肝脏，就诊患者多属晚期。

旋毛虫病的症状为发热、眼睑或面部最为多见的水肿、肌肉疼痛、皮疹、眼结膜下出血、指或趾甲下线或半月形出血、腹痛、腹泻、乏力等。重度感染者可出现心肌炎、心包积液、脑炎及支气管肺炎等并发症。

救治：①对症治疗。②服用驱虫药清除肠道寄生虫：溶组织内阿米巴病用甲硝哒唑，弓形虫感染用磺胺类药物及乙胺嘧啶，蓝氏贾第鞭毛虫病用甲硝硫酰咪唑及痢特灵，绦虫病用吡喹酮，旋毛虫病用噻苯咪唑或甲苯咪唑。③外科手术清除脑部或其他部位的幼虫或囊尾蚴。

预防措施：禁止吃未熟的牛羊猪肉、水产品及植物等。做好个人卫生。患病高发地区应定期让儿童及成人服用驱虫药驱虫。

七、化学物质所致食源性疾病（化学性食物中毒）

误食部分化学物质如亚硝酸盐、灭鼠药（毒鼠强）、有机磷农药等污染的食物，可引发急性中毒。

亚硝酸盐中毒发病急速，潜伏期一般为数十分钟或1~3小时，中毒的主要症状是由组织缺氧引起的发绀，如口唇、舌尖、指尖青紫，重者眼结膜、面部及全身皮肤青紫；头晕、头痛、乏力、心跳加速、嗜睡或烦躁、呼吸困难、恶心、呕吐、腹痛、腹泻，甚至心律不齐、昏迷、惊厥、大小便失禁。患者可因呼吸衰竭而死亡。

毒鼠强为致惊厥性神经毒杀鼠剂，人误食中毒后出现阵发性抽搐和惊厥及多器官损害。死亡原因主要是呼吸肌持续痉挛导致窒息。主要表现为昏迷、口吐白沫、呼之不应、瞳孔散大及对光反射迟钝、全身阵挛性及强直性抽搐（类似癫痫大发作）、牙关紧闭、发绀、呕吐、大小便失禁。

有机磷农药中毒早期或轻症可出现头晕、头痛、恶心、呕吐、流涎、多汗、视物模糊、乏力等。病情较重者除上述症状外，还有瞳孔缩小、肌肉震颤、流泪、支气管分泌物增多，肺部有干、湿啰音和哮鸣音，腹痛、腹泻，意识恍惚，行路蹒跚，心动过缓，发热，寒战等。重者常有心动过速、房室传导阻滞、心房颤动等心律异常，血压升高或下降，发绀，呼吸困难，口、鼻冒沫甚至带有血液（肺水肿），惊厥，昏迷，大小便失禁或尿潴留，四肢瘫痪、反射消失等，可因呼吸麻痹或循环衰竭而死亡。

救治：①催吐、洗胃、导泻、灌肠，清除毒物。②迅速促排已吸收的毒物，如输液利尿、酸化利尿、碱化利尿、血液净化。③及早使用特效解毒剂、络合剂及拮抗剂。④采取对症治疗和支持治疗，维持循环和呼吸功能，防范靶器官损害，预防中毒性脑病、中毒性肺水肿、中毒性肾损害及肝损害。

预防措施：将各类农药、杀虫剂、灭鼠药等有毒化学品保管好，避免与粮食等农作物混放在一起，避免采摘喷洒农药不久的瓜果蔬菜，新鲜瓜果蔬菜食用前要彻底清洗干净。

食源性疾病暴发事件流行病学调查物资准备清单

一、文件资料

（一）参考资料：相关法律法规、标准及其他有关专业技术参考资料等。

（二）调查表格：标准化的病例调查表、采样表、实验室检测申请表。

二、取证工具

照相机、摄像机、录音笔等。

三、采样用品

（一）食品（固体和液体食品）采样用品：灭菌塑料袋、广口瓶、吸管、刀、剪、铲、勺、镊子等。

（二）涂抹样本采集：棉拭子、灭菌生理盐水试管（有条件的应配备增菌液、选择性培养基）。

（三）粪便采集：便杯、采便管、运送培养基。

（四）呕吐物采集：灭菌塑料袋、采样棉球。

（五）血样采集：一次性注射针、采血管。

（六）其他采样必备物品：75％医用酒精、酒精灯、酒精棉球、油性笔、标签、橡皮筋、打火机（火柴）、制冷剂、样本运输箱、手电筒、一次性橡皮手套、口罩、隔离衣/工作服、胶鞋等。

四、工作和通信设备

电脑、打印机、数据统计分析软件、手机、对讲机、无线网络连接设备、电话会议设备等。

第五章　大型赛事活动公共场所风险防范

第一节　大型赛事活动公共场所风险

一、公共场所的特点

公共场所是根据公众生活活动和社会活动的需要，人工建成的具有多种服务功能的公共建筑设施，供公众进行学习、工作、休息、文体、娱乐、参观、旅游、交流、交际、购物、美容等活动。在大型赛事活动中，公共场所是为大型赛事活动的参与者提供比赛、交流、工作、学习、休息、住宿、娱乐等综合服务的主要场地，包括直接与赛事活动相关的竞赛场馆、展览馆、运动员村、指定接待宾馆和主媒体中心等重点场所，以及与赛事活动间接相关的一般场所，是大型赛事活动不可或缺的重要组成部分。公共场所也是展示大型赛事活动举办国经济实力、科技实力、文化魅力、国民素质以及综合国力的窗口。

公共场所种类繁多，分布广泛，有人群居住的地方就有大小不一、数量不等、建筑各异及功能不同的公共场所存在。公共场所人群密集，不同性别、年龄、职业和身体健康状况的人员密切接触，流动性大。公共场所内的公共用品用具重复使用，从业人员流动性大、素质参差不齐。公共场所内存在各种影响健康的环境因素：温度、湿度、照明、风速、噪声等与人体舒适性相关的物理性因素；空气中的甲醛、PM_{10}、$PM_{2.5}$、苯、甲苯、二甲苯、氨，泳池水中的游离性余氯、尿素、氧化还原电位等化学性因素；空气中和用品用具上携带的细菌、病毒、真菌等生物性因素。公共场所是传染病的重要传播途径，大型赛事活动中，公共场所的空气、饮用水、用品用具等的卫生状况和卫生质量，可直接影响参与者的身体健康和参与体验，成为决定大型赛事活动能否成功举办的重要影响因素。因此，一定要关注重点公共场所的公共卫生风险防范。

二、大型赛事活动公共场所存在的公共卫生风险

大型赛事活动中，来自不同国家和地区的运动员、官员、媒体记者以及大量的境内外旅游观光人员齐聚举办地，体育场馆、宾馆饭店等公共场所大量聚集对环境适应能力、抵抗力不一的人群。同时，大型赛事活动的社会关注度高、影响大，赛事活动筹备、运行阶段涉及多部门、多环节，不确定、不可预知因素增多。加之公共场所存在空气污染、饮用水污染、集中空调通风系统污染、用品用具污染等多种卫生风险，导致大型赛事活动公共卫生风险增加，不良影响消除难度大，需要引起高度重视。

有报道显示，我国公共卫生事件发生场所主要涉及游泳、沐浴、住宿的场所，发生原因主要为生物性和化学性污染。根据大型赛事活动的特点和公共卫生安全保障的要求，大型赛事活动期间需重点防范的公共场所公共卫生事件包括游泳池水污染、游泳场所氯气中毒事故和窒息性气体中毒事故、室内空气污染、公共用品用具微生物污染、集中空调通风系统军团菌污染、饮用水管网污染、二次供水污染等。

第二节 大型赛事活动卫生保障

大型赛事活动筹备期间，主办地应根据实际情况和赛事活动特点，制订高质高效的公共场所卫生保障工作方案，明确卫生保障工作职责任务、保障范围。组建高效运转的卫生保障团队，配备快速检测仪器设备、交通工具、通信工具、急救防护用品等物资设备，建立常态化巡查指导机制，以公共卫生有关法律法规和标准规范为指导和依据，及时发现并纠正存在的卫生问题。开展健康危害因素现场检测、动态监测、实验室检测，科学、动态地反映卫生状况。组织开展公共场所突发公共卫生事件风险评估，梳理潜在风险，分析风险的可能原因并对风险进行分级，提出风险管理对策。制定公共场所水污染、空气污染、集中空调通风系统污染等引起的突发公共卫生事件应急处置预案，并组织开展针对性演练，保证一旦有事件发生能迅速、有序、有效地响应。做好卫生保障团队业务能力提升培训，使其掌握保障内容和重点，同步加强从业人员卫生知识技能培训，确保服务质量。

大型赛事活动举办期间，应结合风险评估结果及赛事活动特点，在保持相关公共场所正常营业或开放的同时，加强从业人员健康监测和个人防护、清洁消毒、日常通风换气等措施。对高风险重点公共场所，实施卫生状况重点巡查，保障人力资源配置，提高巡查频次，重点检查卫生设备设施运转维护、日常卫生管理制度、公共用品用具消毒等情况。对其他低风险一般公共场所，实施卫生状况常规巡查，合理安排巡查频次。

一、大型赛事活动公共场所卫生保障

（一）一般要求

1. 良好的环境：公共场所环境保持整洁，地面、墙壁、天花板、门窗等应使用便于清洗保洁、无毒无害的材料，公共场所内应设置防鼠、防蚊蝇、防蟑螂及防潮、防尘的设施，温度、湿度、风速适宜。醒目位置应设置禁烟标识，符合国家控烟管理机构的相关规定。公共卫生间应及时清扫保洁，做到无积水、无积垢、无异味，上下水设施、机械排风设施正常运行。

2. 良好的空气质量：空气中的新风量、二氧化碳浓度、一氧化碳浓度、可吸入颗粒物水平、细菌总数、甲醛浓度等应符合相应公共场所卫生标准的要求，集中空调通风系统符合公共场所集中空调通风系统要求并运转正常。

3. 洁净卫生的公共用品用具：合理增加电梯等公用设备设施和门把手、扶梯扶手等高频接触物体表面的清洁消毒频次。公共用品用具的存放、运输应有效防止交叉污染和二次污染，已清洗消毒的公共用品用具存放容器和污染物品回收容器应分开专用，并设有标志、标识。清洗消毒的公共用品用具应分类存放于保洁设施内，标识明确。公共用品用具外送清洗的，应设置外送物品的暂存区，暂存区不得设在清洁物品储藏间内。应选择持有工商营业执照、配备专业洗涤烘干设备、洗涤操作规程符合卫生要求的单位洗涤公共用品用具，并签订洗涤合同，建立外送管理台账，有交接验收记录，储存、运输应有保洁措施，洗涤后的公共用品用具应符合《公共场所卫生指标及限值要求》（GB 37488—2019）要求。配置和使用的卫生相关产品（消毒产品、涉水产品、避孕套、洗发液、沐浴液等），产品质量应符合国家相关规定。应索取相关证明，不得配置、使用过期产品、劣质产品。各种卫生设施使用正常，清洗消毒间、储藏间、洗衣房等功能间正常运转，标识明确，做到专间专用。

4. 健康的从业人员：从业人员应具备基本卫生知识和技能，身体健康，进行就业前体检和定期体检并取得健康合格证明，上岗前经过卫生知识培训并合格。工作中衣着整洁，根据工作性质和岗位，穿戴相应的工作服和鞋帽。日常保持个人卫生，勤剪指甲、勤理发、勤洗换工作服。

5. 健全的卫生管理：建立卫生管理制度，健全公共场所公共卫生应急预案。经营者应持有效公共场所卫生许可证（体育场馆除外），亮证经营，在醒目位置公示卫生许可证、信誉度等级、卫生检测结果等卫生信息。赛事活动开始前，具有资质的检测机构对室内空气质量、公共用品用具等进行卫生检测，出具检测报告，各项卫生指标应符合国家卫生标准。

（二）住宿场所卫生要求

1. 公共用品用具清洗消毒间应做到专间专用，清洗消毒间面积应能满足饮具、用具等清洗消毒保洁的需要，并做好清洗消毒记录。

2. 饮具首选物理法消毒。采用化学法消毒饮具的，消毒间内应设有专用清洗消毒池，并有相应的消毒剂配比容器。应配备已消毒杯具专用存放保洁设施，其结构应密闭并易于清洁。

3. 应设置清洁物品储藏间，数量和规模应能满足经营需要，不得堆放污染物品、清扫工具、个人生活用品等其他无关物品。通风良好，设置病媒生物防制设施。

4. 工作车应分别存放客用棉织品、一次性用品及清洁工具并有明显的标识。工作车所带垃圾袋应与洁净棉织品、一次性用品及清洁工具分开。清洁客房卫生间洁具的工具应分开存放，标示明显。

5. 洗衣房应专室专用，分设工作人员出入口、待洗棉织品入口及洁净棉织品出口，并避开主要客流通道；公共用品用具的洗涤、消毒、烘干设备和吸收、更衣、通风、照明、保洁设施应正常使用。清洁物品和污染物品的存放容器应严格分开，运输过程中应有效防止交叉污染、二次污染。清洗程序应设有高温或化学消毒过程。

6. 供顾客使用的公共用品用具应严格做到一客一换一消毒。禁止重复使用一次性用品用具。床上用品用具应做到一客一换，长住客一周至少更换一次。

7. 客房卫生间洁具应每客一消毒，长住客每天一消毒。

8. 床上卧具、毛巾、浴巾等公共用品用具按床位数 3 倍以上配置，杯具、拖鞋等按床位数 2 倍以上配置。

9. 客房数量 50 间以上的应配备工作车，按每层楼或每 20 间客房设置 1 辆的比例配置。工作车应采取卫生防护措施，公共用品用具和一次性拖鞋、牙刷、牙膏、肥皂、卫生纸、洗发液、沐浴液等耗损品应分类分层存放。合理设置清扫工具存放容器、抹布存放位置，有效防止交叉污染、二次污染。

10. 客房卫生间清扫应配备专用工具、抹布和用于洁具消毒的器材，并分别配置相应的存放容器。工具种类和抹布数量应与台面、墙面、地面、洁具清扫相对应，工具、抹布用途明确，且标识清楚，清扫过程中应有效防止交叉污染，不得混用、乱用。

11. 使用过的公共用品用具（床上用品、毛巾、浴巾、杯具、拖鞋等）应配置专用存放设施。

12. 分散式空调设施室内机组的滤网和散流罩应定期清洁，不得有积尘。

（三）游泳场馆卫生要求

1. 游泳场馆应配备检测水质游离性余氯、pH 值、温度等的设备。

2. 设置专人负责池水净化消毒工作，并配备足量、符合国家卫生要求的净化消毒剂。

3. 开放时应进行池水游离性余氯、pH 值、温度等的检测，检测结果应公示并注明测定时间，且记录备查。

4. 开放时每月委托有资质的检测机构开展游泳池水质检测，取得合格检测报告，池水水质符合国家《公共场所卫生指标及限值要求》（GB 37488—2019）。

5. 游泳场馆入口处应有明显的"禁止甲型病毒性肝炎、戊型病毒性肝炎、性病、传染性皮肤病、重症沙眼、急性结膜炎、中耳炎、肠道传染病、心脏病、精神病患者，酗酒者及其他不宜人群游泳"警示性标志。

6. 池水循环净化消毒、补水的设施设备应正常运行，每天补充足量新水，发生故障时应及时检修，池水循环周期不应超过 4 小时。

7. 沐浴室通往游泳池的通道上应设强制通过式浸脚消毒池，其宽度应与走道相同，长度不少于 2 米，深度不少于 20 厘米。浸脚消毒池池水游离性余氯应保持在 5~10mg/L，应当每 4 小时更换一次。游泳池水游离性余氯应保持在 0.3~1.0mg/L。

8. 场所应保持良好通风，机械通风设施正常运转。

9. 游泳场馆使用的原水水质应符合《生活饮用水卫生标准》（GB 5749—2022）。

（四）美容美发场所卫生要求

1. 美发场所的烫、染工作间（区）应分开，烫、染工作间（区）应有机械通风设施，并正常运转。

2. 美容美发场所应配备头癣、皮肤病患者专用工具箱，设有明显标识，一客一消毒。

3. 美容美发场所应配备专门摆放美容美发用品、器械、工具的工作台、物品柜或器械车。

4. 提倡使用一次性护颈纸，烫发、染发、美容所需毛巾应分开使用，公用毛巾和美容美发工具应做到一客一换一消毒，且分类存放保洁。清洗、消毒和保洁设施应有明显标识。

5. 供顾客使用的毛巾能满足经营需要，按座位数或床位数10倍以上配置，不宜少于20条。

6. 美容美发工具按美容美发师人员数的2倍以上配置，不宜少于3套。

（五）沐浴场所卫生要求

1. 场所醒目位置设置"禁止性病、传染性皮肤病患者沐浴"的警示性标志。

2. 应根据循环净化消毒装置、客流量等情况对浴池进行清洗、消毒、换水。

3. 浴池水每天必须经循环净化消毒装置处理，定期补充新水，水质符合卫生要求。

4. 配备非一次性使用拖鞋的沐浴场所，应在适宜地点设置公用拖鞋清洗消毒处，配备足够的拖鞋清洗消毒设施或消毒药物及容器。

5. 公用拖鞋、修脚工具应有严格的更换、清洗、消毒、保洁制度，严格做到一客一换一消毒。

6. 按照床位数 1∶3 的比例配备床上用品；为顾客提供浴巾、毛巾、浴衣等公共用品用具，按照更衣柜数 2 倍以上配置，配备保洁存放容器或设备，各类用品用具分类存放并有明显标识。

7. 浴池水循环净化装置应正常运行，营业期间每天补充足量新水。

8. 使用的原水水质应符合《生活饮用水卫生标准》（GB 5749—2022）。

（六）体育场馆卫生要求

1. 场所内机械通风装置正常运转，室内空气应符合《公共场所卫生指标及限值要求》（GB 37488—2019）。

2. 公共卫生间应有独立通风换气设施，无异味。

3. 集中空调通风系统应符合《公共场所集中空调通风系统卫生规范》（WS 10013—2023）。

二、大型赛事活动集中空调通风系统卫生保障

大型赛事活动期间集中空调通风系统的卫生质量、运行管理、卫生学评价和清洗消毒等应符合《公共场所集中空调通风系统卫生规范》（WS 10013—2023）、《公共场所集中空调通风系统卫生学评价规范》（WS/T 10004—2023）和《公共场所集中空调通风系统清洗消毒规范》（WS/T 10005—2023）要求。

1. 集中空调通风系统的新风应直接取自室外，不应从机房、楼道及天棚吊顶等处间接吸取新风。

2. 集中空调通风系统的新风口应设置防护网和初效过滤器，应保证新风口及其周围环境清洁，新风不被污染，远离开放式冷却塔和其他污染源。

3. 应建立集中空调通风系统竣工图，卫生检测报告，经常

性卫生检查及维护记录，清洗消毒记录，空调故障、事故及其他特殊情况记录等卫生档案，并制定集中空调通风系统预防空气传播性疾病的应急预案。

4. 集中空调通风系统投入使用前要对相关部位进行清洗。开放式冷却塔在赛事活动开始前清洗、消毒不少于1次。应每周对运行的集中空调通风系统的开放式冷却塔、过滤网、过滤器、净化器、风口、空气处理机组、表冷器、加热（湿）器、冷凝水盘等设备或部件进行清洗、消毒或者更换。

5. 集中空调通风系统应具有合格的卫生检测报告。新的集中空调通风系统在投入使用前要进行卫生检测。

6. 大型赛事活动期间使用集中空调通风系统时，应加强室内通风换气，加大新风量运行。

7. 对于分体式空调，应用清水清洗空调室内机过滤网，有条件时应对空调散热器进行清洗、消毒。

三、大型赛事活动饮用水卫生保障

（一）二次供水

1. 供水单位持有效卫生许可证供水，供管水人员应取得健康合格证明并经卫生知识培训合格后上岗。

2. 定期清洗、消毒供水设施。每半年清洗、消毒储水设施至少1次；每季度检测水质1次，并取得合格的卫生检测报告。

3. 供水设施及周围环境清洁，定期保养、维护设施和巡查环境，不得出现有碍水质卫生的浮游生物、植物、污物等。

4. 蓄水设施人孔应加盖加锁，不得有渗漏，溢水管、泄水管不得与污水管相连。

5. 蓄水池周围10米以内不得有渗水坑和堆放的垃圾等污染源。水箱周围2米内不应有污水管线及污染物。

6. 水箱的容积不得超过用户 48 小时的用水量。

7. 溢水管、泄水管、透气孔应有防鼠网罩。

8. 使用的水质消毒设施、消毒产品及水质处理器等必须具有涉水产品卫生许可批准文件。

（二）自建设施供水

采用自建设施供水的单位，持有效卫生许可证供水，供管水人员取得健康合格证明并经卫生知识培训合格后上岗。其水源地按照国家相关卫生要求进行防护，安装消毒设施并进行消毒，对水质进行自检，自检项目和频次按照《生活饮用水集中式供水单位卫生规范》执行。不能开展自检的，委托有资质的检测机构进行检测。

（三）分质供水

1. 采用管道分质供水的按照集中式供水单位管理，持有效卫生许可证供水，供管水人员取得健康合格证明并经卫生知识培训合格后上岗。定期对供水设施设备进行清洗、消毒，保证正常运转，按规定进行水质检测，取得合格水质检测报告，使用的水质处理器必须持有涉水产品卫生许可批准文件。做好设备、管道的日常管理和维护工作。

2. 采用水质处理器净化处理公共供水的，使用的水质处理器必须持有涉水产品卫生许可批准文件，定期清洗或更换滤芯，按照水质处理器标签说明书上标示的出水水质卫生要求开展水质检测，并取得合格水质检测报告。

第三节 大型赛事活动突发公共卫生事件应急处置

一、饮用水污染事件应急处置

（一）事件核实与报告

1. 属地区县疾病预防控制中心接报突发饮用水污染事件时可收集基本信息（详见附录二十四），并立即对事件进行核实。

2. 核实后将事件相关信息在 2 小时内向卫生行政部门及上级疾病预防控制中心报告。调查后，对于突发饮用水污染事件经卫生行政部门组织专家研判已达到 4 级及以上的，应登录国家突发公共卫生事件网络直报系统进行网络直报。

（二）调查准备

1. 人员准备：根据开展流行病学调查、环境卫生学调查、应急监测、健康风险评估、采样及卫生处理等工作的需要，现场调查人员可由相关科室具有流行病学、环境卫生学、实验室检测专业背景或工作经验者担任。

2. 物资准备：参照现场调查物资和设备清单（表 5-1）做好事件调查现场所需物资准备。消耗性物品应在完成一次调查后及时补充，并确保物品在有效期内，随时可投入使用。

表 5-1　现场调查物资和设备清单

种类		主要物品
物资	文件材料	相关法律法规及规范性文件、标准、事件调查相关人员通讯录、个案调查表、采样记录表、访谈问卷、调查问卷及其他有关专业技术参考资料
	采样工具	小刀、剪刀、镊子、钳子、棉拭子、吸管、塑料袋、玻璃采样瓶、塑料采样瓶、灭菌瓶、试管等
	运输工具	样品运输箱、试管架、密封盒、冰袋或冰排、样品冷藏箱等
	消毒用品	95%酒精和75%酒精、碘伏
	防护及清洁用品	工作服、隔离服、防护眼镜、口罩、帽子、手套、长筒胶靴、一次性鞋套、毛巾、污物袋、消毒洗手液等
	辅助用品	油性记号笔、签字笔、胶带、防水标签（标签纸）、封条、火柴或打火机、酒精灯、分区警示带、警示标识、应急照明设备等
设备	调查取证设备	照相机、摄像机、录音笔等
	通信设备	手机、对讲机或其他现场通信设备
	检验设备	水质快速分析设备及配套试剂
	信息记录和数据统计分析设备	数据录入和统计分析软件、便携式电脑、便携式打印机、无线网络连接设备
	其他	现场调查处理工作车

（三）现场调查

1. 核实基本信息：调查人员抵达突发饮用水污染事件现场后，首先对事件基本信息（详见附录二十四）进行核实。

2. 现场流行病学调查：核实诊断、制定病例定义、病例搜索、个案调查（详见附录二十五）、描述性及分析性流行病学研究等。

3. 环境卫生学调查：调查内容包括可疑污染物种类、来源、途径及其影响因素，水源污染物暴露情况，水源地地质构造，地表水、地下水径流情况，水厂取水方式及加工处理、储存和传输等。通过访谈相关人员和现场勘查填写《突发饮用水污染事件环境卫生调查表》（详见附录二十六）。结合环境卫生学调查结果，为查明事件原因、采取防控措施提供依据。

4. 开展饮用水监测：调查前现场开展快速检测，测定水的感观性状指标和一般化学指标的变化情况。同时根据调查情况，结合污染物的健康效应和污染物来源，科学设置饮用水监测点，规范采集水样及时送实验室检测（详见附录二十七）。

（四）总结和评估

对于达到《国家突发公共卫生事件应急预案》分级标准的事件，在确认事件终止后的 2 周内，应在卫生行政部门组织下对事件处置情况进行评估，总结调查中的经验和不足，提出改进建议。

二、非职业性一氧化碳中毒事件应急处置

（一）事件核实与报告

1. 属地区县疾病预防控制中心接报非职业性一氧化碳中毒事件时可收集基本信息（详见附录二十八），并立即对事件进行核实。

2. 核实后将事件相关信息在 2 小时内向卫生行政部门及上级疾病预防控制中心报告。调查后，对于非职业性一氧化碳中毒事件经卫生行政部门组织专家研判已达到 4 级及以上的，应登录国家突发公共卫生事件网络直报系统进行网络直报。

3. 非职业性一氧化碳中毒事件报告分为首次报告、进程报

告和结案报告，应根据事件严重程度、事态发展和控制情况及时报告事件进程。

(二) 调查准备

1. 人员准备：根据开展流行病学调查、环境卫生学调查、应急监测、健康风险评估、采样及卫生处理等工作的需要，现场调查人员可由相关科室具有流行病学、环境卫生学、实验室检测专业背景或工作经验者担任。

2. 物资准备：一氧化碳现场检测仪器与报警器、调查记录与表单、技术资料、防护用品、取证工具、办公用品等。消耗性物品应在完成一次调查后及时补充，并确保物品在有效期内，随时可投入使用。

3. 个人防护要求：不进入中毒现场人员着工作服，进入中毒现场人员防护要求如下。

1) 进入一氧化碳浓度较高的环境（如中毒原因未查明，一氧化碳泄漏未得到及时控制的事故现场核心区域或者模拟事故现场）时，必须采用自给式空气呼吸器（SCBA），并佩戴一氧化碳报警器。

2) 进入未开放通风的燃煤燃气、汽车尾气等中毒事件现场时，必须使用可防护一氧化碳和至少 P2 级别的颗粒物的全面罩呼吸防护器，并佩戴一氧化碳报警器。

3) 进入已经开放通风的燃煤燃气、汽车尾气等中毒事件现场时，对个体防护装备无特殊要求。

(三) 现场调查

1. 核实基本信息：调查人员抵达非职业性一氧化碳中毒事件现场后，首先对事件基本信息（详见附录二十八）进行核实和进一步调查。现场调查内容包括现场环境状况，气象条件，生产工艺流程，通风措施，燃煤、燃气、燃油等动力装备以及煤（燃）气管道相关情况等，并尽早进行现场空气一氧化碳浓度测定。必要时就事件现场控制措施（如通风、切断火源和气源等）、救援人员的个体防护、现场隔离带设置、人员疏散等向现场指挥人员提出建议。

2. 检测一氧化碳浓度：争取采集中毒环境未开放前的空气样品，必要时可模拟事件过程，采集相应的空气样品。检测方法：可使用一氧化碳检气管定性或半定量测定，或使用不分光红外一氧化碳分析仪定量测定。

3. 现场流行病学调查：调查中毒患者及中毒事件相关人员，对于有中毒就医人员的，应及时到医院开展个案流行病学调查，填写非职业性一氧化碳中毒个案调查表（详见附录二十九）。调查内容应包含事件发生的经过及中毒人数，中毒患者接触毒物的时间、地点、方式，中毒患者姓名、性别、中毒主要症状、体征、实验室检测及抢救经过等。同时向医院进一步了解相关资料（如事件发生过程、抢救过程、临床救治资料和实验室检测结果等）。

4. 事件确认：经调查同时具有以下三点的，可确认为非职业性一氧化碳中毒事件。

1）中毒患者有一氧化碳接触机会。

2）中毒患者短时间内出现以中枢神经系统损害为主的临床表现。

3）中毒现场空气采样一氧化碳浓度增高和（或）中毒患者血中碳氧血红蛋白（HbCO）浓度$>10\%$。

（四）总结和评估

对于达到《国家突发公共卫生事件应急预案》分级标准的事件，在确认事件终止后的 2 周内，应在卫生行政部门组织下对事件处置情况进行评估，总结调查中的经验和不足，提出改进建议。

附　录

附录一　成都大运会公共卫生定点保障人员工作要求

一、工作管理要求

1. 提高认识，磨砺技能：成都大运会是中国西部首次举办的世界综合性运动会，也是成都市创建世界赛事名城的关键一步。大运会参赛国家众多、参与人员复杂，公共卫生保障面临严峻形势和巨大压力。公共卫生定点保障人员务必高度重视，进一步统一思想，提高认识，增强责任感，要将大运会公共卫生保障工作作为优先级工作任务，全力做好全方位公共卫生安全保障。同时以此为契机，进一步凝练队伍，磨砺能力，提升大型赛事活动公共卫生保障技能水平。

2. 划片包干，各司其职：市级公共卫生定点保障队伍由23名公共卫生指导员组成，分为6个工作组，负责统筹指导对应片区内所有的点位保障工作。每组设组长1名，实行组长负责制，组内人员应具有传染病、病媒、环境卫生、食物中毒等专业背景。各定点保障组要熟悉保障点位，积极开展公共卫生保障监督指导，梳理片区风险清单、任务清单、资源清单，指导各点位制定操作手册；要明确组内目标任务和组员职责分工，做好组内工作安排，合理制订工作计划，根据点位保障需求给予技术支撑，组内形成工作合力，确保各项工作任务落实到位。

3. 服从调度，严守纪律：各公共卫生定点保障人员要服从组长和中心大运专班的工作安排，在兼顾日常业务工作的同时，优先处理大运会相关保障工作。工作期间，休假需经科室和组长两级批准，并交大运会专班综合信息组备案。

4. 加强沟通，完善记录：各公共卫生定点保障组要加强与各片区相关部门的沟通协调，建立人员联络表，及时互通有关工作信息，加强协作，提高工作效率。保障组内需建立和完善工作记录管理制度，对工作组日常工作、会议活动、技术指导和工作成果等情况进行记录，做好资料留存工作。

5. 信息归口，注重保密：大运会信息报送工作由中心大运会专班综合信息组统一归口管理。各工作组要提升信息报送质效，每周五报送当周工作开展情况。大运会期间加强传染病及突发公共卫生事件信息报告工作，严格落实日报告和零报告制度。公共卫生定点保障人员要进一步增强信息安全和保密意识，未经授权不得以任何形式传播或公开大运会相关信息。

二、技术指导要求

（一）传染病防治

1. 工作准备。

1) 工作机制：场馆内是否有异常情况多部门联合处置工作机制，针对赛区疾病预防控制是否建立驻点＋后备队伍工作机制。

2) 工作队伍：场馆是否已明确疾病预防控制和医疗驻点人员；场馆内除驻点人员外，是否还有其余负责疫情处置的队伍；针对赛区疾病预防控制是否已建立后备处置队伍（应包括流调、消杀、送样和检测等）。

3）工作培训：各场馆是否组织驻点医务人员和驻点疾病预防控制人员开展症状监测、重点关注传染病及异常处置流程等工作培训；各赛区疾病预防控制机构是否组织针对重点传染病防控、采送样、流调、消杀、检测等的二级培训。

4）工作演练：是否根据点位实际情况组织开展症状监测以及针对新型冠状病毒感染、虫媒传染病（登革热等）、烈性传染病（MERS等）、食源性疾病暴发等的演练。

5）物资准备：各场馆驻点医疗点是否配置新型冠状病毒、流感病毒和诺如病毒快检试剂；各场馆是否配备相关传染病采样耗材和送检箱；各场馆是否配备常见防疫物资，如口罩、消毒液、防护服等；各场馆是否有临时留观场所；检测试剂是否配置到位；个人防护、消杀器械和药物是否配置到位；各场馆是否有为流调准备的翻译人员，或者相关流调辅助工具；各场馆是否有为公共卫生定点保障人员准备的电脑及上网设备。

2. 疫情发现：驻点医务人员和驻点疾病预防控制人员是否了解大运会症状监测流程；驻点医务人员是否掌握云HIS异常症状报送要求；驻点疾病预防控制人员是否掌握传染病症状监测系统的使用方法；场馆症状监测流程是否正常；赛区疾病预防控制机构是否安排专人审核症状监测数据；各场馆是否建立各代表团或工作组的异常紧急电话报告流程；各场馆是否建立异常信息场馆间和大运会公卫处的通报机制；各场馆是否备有备用纸质症状登记表格。

3. 异常处置：赛区疾病预防控制机构、场馆、大运村、主媒体中心、宾馆传染病疫情处置工作处是否建立传染病疫情报告处置流程；是否安排专人负责传染病疫情处置；驻点医务人员是否了解异常情况排查处置流程和要求；驻点疾病预防控制人员是否了解异常情况排查处置流程和要求；针对重点传染病，场馆是否具有快速采样的人员和相关耗材等；驻点疾病预防控制人员是否了解送样检测等要求；场馆采样后，是否具备快速送检能力；场馆是否具备快速完成流调信息收集的能力；如需转运隔离，场馆能否快速完成病例转运；如相关病例及密接需要开展后续健康监测，场馆是否有人落实；场馆是否有能力落实后续疫情处置措施。

4. 信息报告：是否有人报送症状监测数据，是否有人报送异常信息排查处置信息。

（二）病媒生物防制

1. 加强病媒生物防制，降低密度，做好灭鼠、灭蝇、灭蟑、防蚊、灭蚊工作，消除蚊虫、蝇类、鼠类和蟑螂孳生地：清除闲置容器等物品内的小型积水，清污疏通下水道，清扫枯枝落叶等。垃圾及时清运，垃圾桶套袋加盖，管理好绿化带及公区内宠物粪便和食物残渣等。及时填堵室外鼠洞，对室内与外界相通的孔洞进行及时封堵，食品储存间安装挡鼠板，尤其注意食堂周边环境的治理。堵洞抹缝，管理好食物及水源。

2. 加强基础卫生管理：加强保洁，及时清理垃圾，清除卫生死角，尤其是鼠粪、蟑迹、蚊虫尸体、苍蝇尸体的清理等。

3. 加强"三防"设施建设：独立室内空间的出入口根据现场情况合理设置风幕机，常开的窗户应安装纱窗，有效阻挡蚊和蝇等飞虫。

4. 建立沟通协调机制：医疗组、有害生物防制（PCO）公司和场馆管理方应建立起良好的沟通机制，其中医疗组起到沟通桥梁的作用。

5. 加强风险点位的排查：对所负责的场所进行全面彻底的病媒生物防制风险点位的拉网式排查，及时发现并掌握本场所病媒生物防制工作的重点和难点问题。

6. 建立场所病媒生物防制网络：各场所应建立病媒生物防制网络，动员各业务口参与进来，采取网格化管理，一旦发现问题，随时反馈并及时解决。

7. 开展业务培训：各场所医疗组应做好病媒生物防制工作的业务培训，尤其应注重现场实际操作性的知识讲解和培训。

8. 加强监管督导及质量控制：医疗组应加强对病媒生物密度监测公司、有害生物防制公司以及病媒生物智慧监测系统工作人员日常工作的监督及技术指导，并在其施工记录单上签字确认。

9. 建立工作台账：包括"一馆一策"的实施方案、工作计划安排、日常评估表、问题台账、药品目录清单、所投入使用器械清单、病媒生物防制人员名单、孳生地调查台账等。

10. 建立健全例会制度：赛区方与物业方、有害生物防制公司等各方建立周例会制度，定期就病媒生物防制工作的开展情况进行沟通交流，及时查漏补缺。

（三）公共场所卫生

1. 室内空气质量：现场查看卫生检测结果，查看场馆通风情况。

2. 集中空调通风系统卫生：现场查看卫生检测结果，现场查看集中空调通风系统新风、冷却塔、冷凝水/冷却水、运行状况等，现场查看清洗、消毒、维护与更换记录等资料。

3. 生活饮用水卫生：现场查看卫生检测结果，现场查看供水设施设备运转及卫生状况，现场查看供水设施设备清洗、维护、更换记录等资料。

4. 公共用品用具卫生：现场查看卫生检测结果，现场查看公共用品用具卫生状况，现场查看公共用品用具更换、清洗消毒记录等资料。

5. 游泳场馆卫生：现场查看卫生检测结果，现场查看游泳场馆卫生状况，现场查看泳池水循环净化、消毒投放和余量检测记录等资料，现场查看浸脚池水消毒剂投放和余量检测记录等资料。

6. 现场查看公共场所卫生管理制度，检查从业人员是否取得有效健康证，现场查看生活饮用水、公共场所卫生相关事件应急处置预案。

（四）现场应急处置工作

1. 卫生保障相关预案方案制订情况：现场查看是否有突发公共卫生事件相关应急预案、处置方案等文件（收集正式或非正式文件名单）。

2. 公共卫生定点保障人员配备情况：现场查看是否有公共卫生定点保障人员安排的相关文件（收集、记录点位数、人员数），现场查看公共卫生定点保障人员工作地点、相关物资存放点。

3. 卫生应急物资储备情况：现场查看个人防护、采送样、实验室检测及现场快检试剂、治疗药品等应急物资清单（收集原始材料，核实，检查记录是否满足要求）；现场查看应急物资具体存放库房，抽检、核实物资种类和数量。

4. 开展卫生保障相关培训、演练情况：现场查看有无开展相关培训、演练的通知、总结等文件（收集原始材料）。

（五）宣传教育

1. 禁烟区域工作要求：在显著位置应有禁烟标识，无烟草广告、赞助，无烟灰缸等吸烟用具。

2. 室外吸烟区设置工作要求：按照要求在室外设立吸烟区。必须在室外，四周敞开；远离密集人群和必经通道，通风良好；

要有明显的吸烟区引导标识；符合消防安全要求；不奢华；必须与非吸烟区隔离；不得设置在固定电视转播摄像机位的摄像画面覆盖区域内。

（六）其他工作

1. 点位"一馆一策"落实情况：现场查看操作手册，操作手册具有操作性（明确谁做、做什么、流程等），包括常态、应急、极端等不同情形的应对。

2. 点位工作组组建融合情况：现场查看点位工作组架构、责任分工、人员名单，有无例会制度及例会记录。

3. 点位异常情况报告机制：现场查看发热、呕吐、腹泻、晕倒等异常情况报告渠道、联系人员、联系电话，是否能做到及时发现、及时报告。

4. 医疗点排查及转运情况：现场查看医疗点发热等临时排查地点，转运至哪所定点医院进一步排查治疗。

附表1 成都大运会现场指导技术要点

牵头科室	工作环节/现场指导内容		指导要点
传染病防治科室	工作准备	工作机制	场馆内是否异常情况多部门联合处置工作机制建立；驻点十后备队伍工作机制
		工作队伍	场馆是否明确驻点总医务人员和驻点疾病预防控制人员；场馆内除驻点人员外，赛区疾病预防控制机构是否已建立后备处置的队伍(应包括流调、消杀、送样和检测等)
		工作培训	各场馆是否组织驻点医务人员和驻点疾病预防控制人员开展症状监测、采送样、流调、消杀、检测和重点传染病工作培训；赛区疾病预防控制机构是否组织针对重点传染病的二级培训
		工作演练	是否根据实际情况组织开展症状监测以及针对新型冠状病毒感染、食源性疾病暴发等的演练(MERS等)、烈性传染病(登革热等)、虫媒传染病
		物资准备	各场馆驻点医疗点是否配备传染病样相关耗材和送检桶；各场馆是否配备常见防疫物资，如口罩、消毒液、防护服等；各场馆是否有临时留观场所；检测试剂是否配置到位；个人防护、消杀器械和药物是否配置到位；各场馆是否有为流调准备的翻译人员，或者相关流调辅助工具；各场馆是否为公共卫生定点保障人员准备的电脑及上网设备

续附表1

牵头科室	工作环节/现场指导内容	指导要点
	疫情发现	驻点医务人员和驻点疾病预防控制人员是否了解大运会症状监测流程
		驻点医务人员是否掌握云HIS异常症状报送要求
		驻点疾病预防控制人员是否掌握传染病症状监测系统要求
		场馆症状监测流程是否正常
		赛区疾病预防控制机构是否安排专人审核症状监测数据
传染病防治科室		各场馆是否建立各代表团或工作组异常症状紧急电话报告流程
		各场馆是否建立异常信息场馆间和大运会公卫处的通报机制
		各场馆是否备有纸质症状登记表格
	异常处置	各场馆是否建立传染病疫情报告处置流程
		是否安排专人负责传染病疫情异常情况排查处置流程和要求
		驻点医务人员是否了解异常情况排查处置流程和要求
		驻点疾病预防控制人员是否了解异常情况排查处置流程和要求
		针对重点传染病，各场馆是否具有快速采样的人员和相关耗材等
		驻点疾病预防控制人员，是否了解快速送检能力
		各场馆采样后，是否具备快速送检能力
		各场馆是否具备完成调查流调信息收集的能力

续附表1

科室	工作环节/现场指导内容	指导要点
牵头科室	异常处置	如需转运隔离、各场馆能否快速完成病例转运
传染病防治科室		如相关病例及密接者需开展后续健康监测，各场馆是否有人落实
		各场馆是否有能力完成实后续疫情处置措施
	信息报告	是否有人报送延迟状监测数据
		是否有人报送异常情查处置信息
病媒生物防制科室	场馆、大运村、主媒体中心的蚊虫、蝇类、鼠类、蟑螂孳生地治理	清除闲置容器等物品内的小型积水，清污疏通下水道，清扫枯枝落叶等
		及时清运垃圾，垃圾桶袋加盖，管理好绿化带及公区内宠物粪便和食物残渣等
		及时堵塞室外鼠洞，对室内与外界相通的孔洞进行及时封堵，食品储存间安装挡鼠板，尤其注意食堂周边环境的治理
		堵洞抹缝，管理好食物及水源
	场馆、大运村、主媒体中心的基础卫生管理	加强保洁，及时清理垃圾，清除卫生死角
		独立室内空间的出入口根据现场情况合理设置风幕机，常开的窗户应安装纱窗、蚊和蝇等飞虫
	场馆、大运村、主媒体"三防"设施建设	医疗组、有害生物防制公司和场馆管方应建立良好的沟通机制，其中医疗组牵头组织有害生物防制工作的重点和难点
	沟通协调机制的建立	
	风险点位的排查	对所负责的场所进行全面彻底的病媒生物防制风险点位的拉网式排查，及时发现并掌握本场所病媒生物防制工作的重点和难点问题

续附表1

牵头科室	工作环节/现场指导内容	指导要点
	场所病媒生物防制网络的建立	各场所应建立病媒生物防制网络，动员各业务口参与进来，采取网格化管理，一旦发现问题，随时反馈并及时解决
	业务培训	各场所医疗组应做好病媒生物防制工作的业务培训，尤其注重现场实际操作性的知识讲解和培训
病媒生物防制科室	监督指导及质量控制	医疗组应加强对病媒密度监测，防制公司以反病媒生物智慧监测系统工作人员日常工作的监督及技术指导，并在其实施工作记录单上签字确认
	各种工作台账的建立	"一馆一策"的实施方案、工作计划安排、日常评估表、问题台账、使用器械方名单、病媒生物防制人员名单、草生地调查台账等
	例会制度	赛区方与物业方、有害生物防制公司等各方建立周例会制度，定期就病媒生物防制工作的开展情况进行沟通交流，及时查漏补缺

续附表 1

牵头科室	工作环节/现场指导内容	指导要点
环境卫生科室	室内空气质量 卫生学检测合格（GB 37488—2019、GB/T 18883—2022） 无自然通风场馆设置合理的机械通风，满足新风量要求	现场查看卫生检测结果 现场查看通风情况
	集中空调通风系统 卫生学检测合格（WS/T 394—2012） 设计使用是否符合规范要求	现场查看集中空调通风系统新风、冷却塔、冷凝水/冷却水、运行状况等 现场查看清洗消毒、维护与更换记录等资料
	生活饮用水 供水类型与覆盖人群 卫生学检测合格（GB 5749—2022） 供水设施、设备运转正常，清洗、维护、更换等日常管理符合规范	现场查看卫生检测结果 现场查看供水设施设备运转及卫生状况 现场查看供水设施设备清洗、维护、更换记录等资料
	公共用品用具 卫生学检测合格（GB 37488—2019） 用品用具更换频次，清洗消毒符合要求	现场查看公共用品用具卫生状况 现场查看公共用品用具更换、清洗消毒记录等资料
	游泳场馆 卫生学检测合格（GB 37488—2019） 泳池水净化循环次数、消毒剂投放和余氯符合要求（GB 37487—2019） 浸脚池水更换频次、消毒剂投放和余氯符合要求（GB 37487—2019）	现场查看游泳场馆卫生状况 现场查看泳池水净化、消毒剂投放和余氯检测记录等资料 现场查看浸脚池水消毒剂投放和余氯检测记录等资料

续附表1

牵头科室	工作环节/现场指导内容	指导要点
环境卫生科室	各类公共场所均应建立卫生管理制度	现场查看制度、文件等资料
	从业人员应取得有效健康证	
	建立生活饮用水、公共场所卫生相关事件应急处置预案	
应急管理科室	赛区疾病预防控制机构、宾馆、赛事场馆等的现场卫生保障相关应急预案制订情况	现场查看是否有突发公共卫生事件相关应急预案或非正式文件名单（收集正式处置方案文件）
	赛区疾病预防控制机构、宾馆、赛事场馆等的现场卫生驻点公共卫生保障人员配备情况	现场查看是否有公共卫生驻点人员安排的相关文件（收集和记录点位数、人数）
	赛区疾病预防控制机构、宾馆、赛事场馆等现场应急物资储备情况	现场查看医疗卫生工作人员工作地点
		现场查看个人防护、采送样、实验室检测及现场快检检试剂、治疗药品等应急物资清单（收集原始材料，核实，相关物资存放点）
	赛区疾病预防控制机构、宾馆、赛事场馆等现场开展卫生培训、演练情况	现场查看应急物资具体存放库房、抽检、核实物资种类和数量
		现场查看有无开展相关培训、演练的通知、总结等文件（收集原始材料）
控烟科室	赛事场所禁烟区域是否规范	在显著位置应有禁烟标识，无烟草广告、赞助、无烟灰缸等吸烟用具
	赛事场馆、大运村、主媒体中心、宾馆等场所室外吸烟区设置是否规范	按照要求设在室外：必须在室外，四周敞开；远离密集人群和必经通道，通风良好；有明显的吸烟区引导标识，符合消防安全要求；不容车；必须与非吸烟区隔离，不得设置在固定电视转播摄像机位的摄像画面覆盖区域内

续附表1

牵头科室	工作环节/现场指导内容	指导要点
	赛事场馆、大运村、主媒体中心、宾馆等点位落实"一馆一策"	现场查看操作手册，操作手册具有操作性（明确谁做、做什么、流程等），包括常态、应急、极端等不同情形的应对
	赛事场馆、大运村、主媒体中心、宾馆等点位工作组建融合情况	现场查看点位工作组架构、责任分工、人员名单、有无例会制度及例会记录
其他科室	赛事场馆、大运村、主媒体中心、宾馆等点位异常情况报告机制	现场查看发热、呕吐、腹泻、晕倒等异常情况及时发现、及时报告是否能做到及时发现、及时报告
	赛事场馆、大运村、主媒体中心、宾馆等医疗点排查及转运情况	现场查看医疗点发热等临时排查地点，转运至哪所定点医院进一步排查治疗联系人员、联系电话

注：《公共场所卫生管理规范》（GB 37487—2019）、《室内空气质量标准》（GB/T18883—2022）。

附录二 成都大运会疾病预防控制机构应急处置检测能力和检测试剂储备清单（微生物方向）

成都大运会疾病预防控制机构应急处置检测能力和检测试剂储备清单（微生物方向）见附表2。

附表2 成都大运会疾病预防控制机构应急处置检测能力和检测试剂储备清单（微生物方向）

分类	传染病和突发公共卫生事件	需储备的检测能力	建议储备检测量（人份）			备注
			市级	大运村所在区	其他赛区	
呼吸道传染病	新型冠状病毒感染	核酸检测	2000	2000	1000	/
	流行性感冒	核酸检测	200	200	100	/
	中东呼吸综合征	核酸检测	50	/	/	/
	麻疹	核酸检测	50	25	25	/
		酶免检测	50	50	50	
	水痘	核酸检测	50	/	/	/
	传染性非典型肺炎	核酸检测	50	/	/	/
肠道传染病	霍乱	核酸检测	50	50	25	/
		分离鉴定	500	500	500	/
	诺如病毒肠炎	核酸检测	100	100	50	/
	痢疾	核酸检测	50	50	25	/
		分离鉴定	200	200	200	/

续附表2

分类	传染病和突发公共卫生事件	需储备的检测能力	建议储备检测量(人份)			备注
			市级	大运村所在区	其他赛区	
虫媒传染病	疟疾	病原学检测	50	50	50	/
		抗原检测	/	100	100	/
		核酸检测	50	/	/	/
	登革热	核酸检测	50	50	25	/
	基孔肯雅热	核酸检测	50	/	/	/
	黄热病	核酸检测	/	/	/	省疾病预防控制中心
	寨卡病毒病	核酸检测	50	/	/	/
其他重点关注传染病	猴痘	核酸检测	50	50	/	/
	埃博拉出血热	核酸检测	/	/	/	省疾病预防控制中心
	鼠疫	细菌学检查	50	/	/	/
		核酸检测	50	/	/	/
	裂谷热	核酸检测	50	/	/	/
	拉沙热	核酸检测	/	/	/	省疾病预防控制中心
	马尔堡出血热	核酸检测	/	/	/	省疾病预防控制中心
	炭疽	细菌学检查	50	/	/	/
		核酸检测	50	25	/	/

续附表2

分类	传染病和突发公共卫生事件	需储备的检测能力	建议储备检测量（人份）			备注
			市级	大运村所在区	其他赛区	
其他突发公共卫生事件	食物中毒（沙门氏菌）	核酸检测	50	25	25	/
		分离鉴定	200	200	200	/
	食物中毒（副溶血性弧菌）	核酸检测	50	25	25	/
		分离鉴定	200	200	200	/
	食物中毒（致泻性大肠杆菌）	核酸检测	50	25	25	/
		分离鉴定	200	200	200	/
	食物中毒（蜡样芽孢杆菌）	核酸检测	50	25	/	/
		分离鉴定	200	200	200	/
	食物中毒（葡萄球菌肠毒素）	抗原检测	12	12	12	/

附录三 成都大运会疾病预防控制机构应急处置检测能力储备清单（理化方向）

成都大运会疾病预防控制机构应急处置检测能力储备清单（理化方向）见附表3。

附表3 成都大运会疾病预防控制机构应急处置检测能力储备清单（理化方向）

项目		备注
	总砷、铅、铜、镉、锡、铝、镁、钡、锰、锑、重金属限量、镍、磷、铬、总汞、氟、六六六、滴滴涕、有机磷和氨基甲酸酯类农药残留量、山梨酸、苯甲酸、亚硝酸盐、二氧化硫、磷化物、氰化物、酸价、过氧化值、铵盐、游离矿酸、pH值、非脂固体、酸度、挥发性盐基氮、乙醇浓度、甲醛、甲醇	市、区两级疾病预防控制中心
食物中毒指标	苏丹红1、苏丹红2、苏丹红3、苏丹红4、氯氰菊酯、三聚氰胺、联苯菊酯、氯菊酯、苯并（a）芘、黄曲霉毒素M_1、新红、柠檬黄、苋菜红、胭脂红、日落黄、赤藓红、亮蓝、甜蜜素、安赛蜜、丙酸钠、丙酸钙、脱氢乙酸、糖精钠、游离棉酚、锗、过氧化苯甲酰、甲醛次硫酸氢钠、N—亚硝胺类化合物、甲基汞、无机砷、敌敌畏、速灭磷、久效磷、甲拌磷、甲基对硫磷、水胺硫磷、乐果、喹硫磷、对硫磷、马拉硫磷、四环素、土霉素、金霉素、杀螟硫磷、甲胺磷、乙酰甲胺磷、毒死蜱、亚胺硫磷、灭线磷、速灭威、异丙威、百菌清、氰戊菊酯、溴氰菊酯、黄曲霉毒素B_1、黄曲霉毒素B_2、黄曲霉毒素G_1、黄曲霉毒素G_2、赭曲霉毒素A、脱氧雪腐镰刀菌烯醇、3-乙酰脱氧雪腐镰刀菌烯醇、15-乙酰脱氧雪腐镰刀菌烯醇、七氯、五氯硝基苯、己烯雌酚、氯霉素、沙丁胺醇、磺胺嘧啶、磺胺噻唑、磺胺二甲嘧啶、磺胺甲基异噁唑、磺胺二甲异噁唑、磺胺甲嘧啶、磺胺氯哒嗪、甲氰菊酯、氯氟氰菊酯、克伦特罗、特布他林、莱克多巴胺、乌头碱、龙葵素、鹅膏毒素、鬼笔肽	市疾病预防控制中心
	毒鼠强、有毒豆角	市疾病预防控制中心（快检）

续附表3

		项目	备注
生活饮用水水质常规指标	毒理指标	砷、镉、铬（六价）、铅、汞、氰化物、氟化物、硝酸盐、三氯甲烷、一氯二溴甲烷、二氯一溴甲烷、三溴甲烷、三卤甲烷、二氯乙酸、三氯乙酸、溴酸盐、亚氯酸盐、氯酸盐	市、区两级疾病预防控制中心
	感官性状和一般化学指标	色度、浑浊度、臭和味、肉眼可见物、pH值、铁、铝、锰、铜、锌、氯化物、硫酸盐、溶解性总固体、总硬度、高锰酸盐指数、氨	市、区两级疾病预防控制中心
	消毒剂常规指标	游离氯、总氯、臭氧、二氧化氯	市、区两级疾病预防控制中心
生活饮用水水质扩展指标	毒理指标	锑、钡、铍、硼、钼、镍、银、铊、硒、高氯酸盐、二氯甲烷、1,2-二氯乙烷、四氯化碳、氯乙烯、1,1-二氯乙烯、1,2-二氯乙烯、三氯乙烯、四氯乙烯、六氯丁二烯、苯、甲苯、二甲苯、苯乙烯、氯苯、1,4-二氯苯、三氯苯、六氯苯、七氯、马拉硫磷、乐果、灭草松、百菌清、呋喃丹、毒死蜱、草甘膦、敌敌畏、莠去津、溴氰菊酯、2,4-滴、乙草胺、五氯酚、2,4,6-三氯酚、苯并（a）芘、邻苯二甲酸二(2-乙基己基)酯、丙烯酰胺、环氧氯丙烷、微囊藻毒素	市疾病预防控制中心
	感官性状和一般化学指标	钠、挥发性酚类、阴离子合成洗涤剂、2-甲基异莰醇、土臭素	市疾病预防控制中心

附录四 成都大运会实验室平行检测能力储备清单

成都大运会实验室平行检测能力储备清单见附表4。

附表 4 成都大运会实验室平行检测能力储备清单

病种	平行检测机构 1	平行检测机构 2	平行检测备选机构
埃博拉出血热	四川省疾病预防控制中心	国家疾病预防控制中心	/
马尔堡出血热			/
拉沙热			/
克里米亚—刚果出血热			/
鼠疫			/
中东呼吸综合征	成都市疾病预防控制中心	四川省疾病预防控制中心	成都市公共卫生中心、成都海关
传染性非典型肺炎			成都市公共卫生中心、成都海关
炭疽			/
裂谷热			成都市公共卫生中心、成都海关
西尼罗热			成都市公共卫生中心、成都海关
基孔肯雅热			成都市公共卫生中心、成都海关
黄热病			成都市公共卫生中心、成都海关
寨卡病毒病			成都市公共卫生中心、成都海关
委内瑞拉马脑炎			成都市公共卫生中心、成都海关
发热伴血小板减少综合征			成都市公共卫生中心
流行性出血热			成都市公共卫生中心
霍乱	区县疾病预防控制中心	成都市疾病预防控制中心	/
人感染高致病性禽流感			/
疟疾			/
登革热			/

附录五　成都大运会应急演练脚本模板

成都市第31届世界大学生夏季运动会（简称"成都大运会"）将于2023年7月28日至8月8日在我市举行。为做好成都大运会期间新型冠状病毒感染疫情防控应急准备，提升疫情应对能力，确保赛事顺利进行，按照成都大运会疫情防控工作要求，开展本次成都大运会新型冠状病毒感染疫情防控应急演练。

本次演练采取双盲方式进行，全面考核各区（市、县）疾病预防控制中心事件应对处置的响应速度、现场调查处置等全流程。各单位根据现场抽签结果协作完成。演练模拟成都大运会期间，医疗点通过症状监测途径发现某参赛队8人新型冠状病毒感染，大运会执委会立即启动应急预案，开展各项防控措施，最终完成应急处置的全过程。重点检验成都大运会期间新型冠状病毒感染疫情处置流程及各单位防控响应、处置效率。

7月26日R国代表团自成都天府国际机场入境，7月28日参加比赛开幕式后，7月29日至8月5日根据所报项目在相应场馆参加比赛。8月6日6：30，该代表团1名运动员在队医的陪同下前往某场馆医疗点就诊，现场测量体温达38.6℃，随后该代表团陆续7人因发热前往医疗点就诊，所有人员新型冠状病毒抗原检测均呈阳性。后续多名新型冠状病毒抗原检测阳性人员在大运村被陆续发现，涉及近期与该代表团有交流的多个国家代表团人员。

第一部分：应急响应启动。

场景：为及时处置疫情，防止疫情扩散，根据前期成都市卫健委大运会执委会保障部制定的相关预案，现需征调全市23个区（市、县）疾病预防控制中心疫情现场处置人员（每单位4~5人）前往成都露天音乐公园集合。现场指挥组发出指令后，各单位要第一时间派出队伍，携带必要物资，在规定时限内，带车前往指定集合地点。

第二部分：流行病学调查。

场景：各区（市、县）现场处置人员到达指定集合地点后，现场指挥组根据各队伍人员的专业方向迅速分组，组建综合信息组、现场流调处置组、采送样组、消杀组、实验室检测组。为了解病例可能的感染来源及暴露风险，现场流调处置组对前期病例开展进一步的流行病学调查。

问题1：若需对病例开展面对面的流行病学调查，如何做好个人防护？请××区（市、县）疾病预防控制中心［现场临时指定4~5个区（市、县）疾病预防控制中心］人员作为现场流调处置组进行个人防护穿脱现场演示。

问题2：按照目前最新的新型冠状病毒流调指南，现场调查需重点关注哪些环节？请××区（市、县）疾病预防控制中心［现场临时指定4~5个区（市、县）疾病预防控制中心］人员作为现场流调处置组共同配合完成对R国前期病例的流行病学调查，并完成一个病例的4小时核心信息报告。

第三部分：样品采集运输。

场景：为进一步明确诊断，按照××方案要求需对病例及其宿舍、运动场馆进行采样送样。

问题3：如何采集病例及环境样品？针对所采集的样品，如何运输？请××区（市、县）疾病预防控制中心［现场临时指定4~5个区（市、县）疾病预防控制中心］人员作为采送样组共同配合完成人员、环境样品采集、保存、运输过程演示。

第四部分：环境消杀处置。

场景：经调查，该国代表团曾于8月4日至8月5日乘坐大巴分别前往新都区A赛馆及温江区B赛馆参加比赛，休赛期间主要在大运村内的游戏室及健身中心活动。为避免其他人员的接触暴露风险，需对病例相关场所进行终末消毒。

问题4：针对病例的活动情况应选择什么类型的消毒剂对哪些区域进行消毒？请××区（市、县）疾病预防控制中心［现场临时指定4~5个区（市、县）疾病预防控制中心］人员作为消杀组进行消毒剂的配置及消毒演示。

第五部分：样品快速检测。

场景：现场处置过程中，接大运会执委会紧急通知：C国代表团26名运动员及教练突发呕吐及腹泻。初步调查显示，该代表团曾于8月4日18:30在大运村F食堂共同就餐，餐后部分人员将水果带离食堂（或部分人员前往大运村某生鲜店购买水果），用自来水清洗后直接食用。

问题5：针对上述症状，应考虑哪些可能的病因？请××区（市、县）疾病预防控制中心［现场临时指定4~5个区（市、县）疾病预防控制中心］人员作为实验室检测组配合完成盲样样品的检测。

第六部分：应急响应终止。

在成都市卫健委和大运会执委会保障部的领导下，在成都大运会各赛区委员会及相关部门的积极配合下，经过全市各区（市、县）疾病预防控制中心的共同努力，疫情得到有效控制。结合流行病学调查及实验室检测结果，经专家研判，此次疫情为新型冠状病毒感染聚集性疫情合并诺如病毒感染聚集性疫情。经落实各项处置措施后，大运村及各场馆相关区域经一个最长潜伏期后无新增病例出现，疫情得到有效处置。

第七部分：演练评估。

由评估人员在全面分析演练记录及相关资料的基础上，对比演练人员表现与演练目标要求，对演练活动及其组织过程做出全面的客观评价，并撰写演练评估报告。

成都大运会现场集结考核表见附表5。

附表 5　成都大运会现场集结考核表

考核要点		内容及评分标准	满分	得分
到达时间	一圈层：0.5 小时内到达，满分；每增加 5 分钟扣 2 分	武侯区、金牛区、成华区、青羊区、高新区、锦江区	26	
	二圈层：1 小时内到达，满分；每增加 10 分钟扣 2 分	新都区、郫都区、温江区、龙泉驿区、天府新区、双流区、新津区		
	三圈层：1.5 小时内到达，满分；每增加 10 分钟扣 2 分	彭州市、都江堰市、崇州市、大邑县、邛崃市、蒲江县、东部新区、简阳市、金堂县、青白江区		
人员配置	流调、采样、消杀、检测（每类人员 3 分）		12	
物资携带	传染病类（每类物资 2 分）	一次性防护服、一次性手套、外科口罩帽子、靴套、N95 口罩、护目镜、防护面屏、皮肤消毒剂、鞋套、特殊垃圾袋、签字笔	22	
	饮用水污染事件（每类物资 2 分）	外科口罩帽子、护目镜、鞋套、特殊垃圾袋、N95 口罩、一次性手套、雨靴、签字笔、白大褂	18	
	食品安全事件（每类物资 2 分）	一次性防护服、一次性手套、外科口罩帽子、靴套、N95 口罩、护目镜、防护面屏、皮肤消毒剂、鞋套、特殊垃圾袋、签字笔	22	
总分				

附录六 成都大运会异常情况信息报送机制

成都大运会异常情况信息报送机制见附图1。

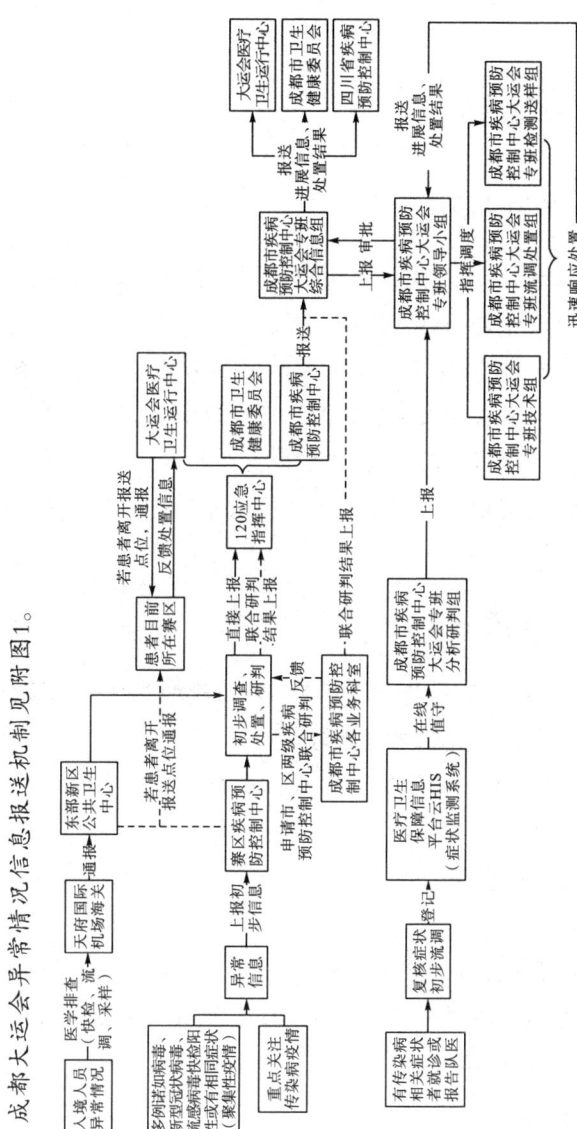

附图1 成都大运会异常情况信息报送机制

附录七 成都大运会现场指导问题清单及工作提示模板

一、问题清单

（一）传染病防控

1. 医疗点是否配置以下快检试剂：至少要配置新型冠状病毒、流感病毒、诺如病毒快检试剂。

2. 医疗点是否掌握症状监测的流程和要求：发现疑似传染病症状后，驻点医务人员能够熟练通过云 HIS 录入报告。

3. 驻点医务人员是否知晓需要关注的传染病以及相关知识：重点关注新型冠状病毒感染、猴痘、登革热、基孔肯雅热、疟疾、霍乱等。

（二）病媒生物防制

1. 各场馆、酒店是否还存在不能清除的积水。如果有积水，是否均已投药，且阳性积水数为 0。

2. 室内房间若无纱窗，均需关严窗户。若有纱窗，应有效使用纱窗。

3. 风幕机的风向应向外吹，且角度为 3°~5°，幅度不宜过大。

4. 医疗点是否配置驱蚊液，是否有防蚊设施（如纱窗等）。推荐储备含避蚊胺成分且三证齐全的驱蚊液。医疗点应有三防设施，必须规范使用。

（三）环境卫生

按照相关法律法规及大运会卫生监督方案开展巡查巡检。

二、工作提示模板（×月×日）

1. 赛事期间存在新型冠状病毒感染、猴痘、登革热、基孔肯雅热、疟疾、霍乱等输入风险，请各驻点医务人员关注以上疾病，加强培训学习，熟练掌握以上疾病基础知识、临床表现、流行地区等情况，具体可查阅《成都大运会传染病防控手册》。

2. 目前已报告输入的蚊媒传染病。请各地继续落实好防蚊灭蚊、孳生地清理等蚊媒控制措施，要避免蚊虫孳生。各场馆和接待酒店要每日做好病媒生物防制效果快速评估，如发现伊蚊密度升高等异常现象，及时采取针对性措施。

3. 各驻点医务人员接诊时要充分考虑流行病史，除患者本人外，还应关注同代表团、同寝室或同餐人员是否有类似异常症状发生。针对境外人员，要特别关注当地是否流行登革热、基孔肯雅热、疟疾等蚊媒传染病，周边是否存在发热、皮疹等症状人员。

4. 针对境外来蓉的发热人员，在新型冠状病毒、流感病毒快检阴性的情况下，要考虑开展登革热、基孔肯雅热等虫媒传染病排查工作。

5. 再次强调各驻点医疗点至少要配置新型冠状病毒、流感病毒、诺如病毒快检试剂，后备定点医疗机构要配置霍乱、登革热、疟疾快检试剂。同时建议各驻点点位配置一定数量的含驱蚊酯和避蚊胺的驱蚊水，用于医务人员及就诊患者的防蚊。

附录八　成都大运会大运村闭村后预防性消毒技术方案

为保障大运村闭村后所有区域恢复常态使用，预防传染病发生，参照《公共场所消毒技术规范》和《公共场所集中空调通风系统卫生规范》（WS 394—2012），针对大运村闭村后实际情况制订本预防性消毒方案。

一、适用范围

本方案适用于大运村闭村后恢复使用前大运村各类场所的消毒处理。

二、预防性消毒重点场所与对象

预防性消毒重点场所包括运行区（欢迎中心、主媒体中心、访客中心、运行中心和工作人员餐厅）、居住区（代表团公寓、居民服务中心）、国际区（运动员餐厅、医疗中心、训练馆、商业街）、交通区（交通保障服务中心、停车场、乘车区）等人群密集的场所。

预防性消毒对象为室内空气、人体密切接触的物品及物体表面等。

三、各类公共场所的预防性消毒

（一）运行区的消毒

1. 空气消毒：
1) 大厅、餐厅等以开窗通风为主，不少于30分钟。

2）集中空调系统的过滤网清洗后，用有效氯浓度500mg/L的含氯消毒液浸泡消毒30分钟后，用清水冲洗干净，晾干后装回。

2. 环境和物品表面消毒：

1）公共区域地面按日常要求以湿式清洁为主，及时清理垃圾。

2）公共区域及室内经常触摸的物体表面如柜台表面、桌椅、门把手、电梯扶手、电梯按键、水龙头、马桶等部位，保持清洁卫生，以湿式清洁为主，用有效氯浓度250mg/L的含氯消毒液进行擦拭消毒，作用30分钟后，用清水擦拭干净。

3. 用品消毒：公共餐饮具应消毒，可采用煮沸消毒10分钟、流通蒸汽100℃作用10分钟或洗净后用消毒柜消毒。

（二）居住区的消毒

1. 空气消毒：

1）开窗通风为主，不少于30分钟。

2）单体空调过滤网清洗后，用有效氯浓度500mg/L的含氯消毒液浸泡消毒30分钟后，用清水冲洗干净，晾干后装回。

2. 环境和物品表面消毒：

1）公共区域地面按日常要求以湿式清洁为主，及时清理垃圾。

2）公共区域及宿舍室内经常触摸的物体表面如柜台表面、桌椅、门把手、电梯扶手、电梯按键、水龙头、马桶等部位，保持清洁卫生，以湿式清洁为主，用有效氯浓度250mg/L的含氯消毒液进行擦拭消毒，作用30分钟后，用清水擦拭干净。

3. 用品消毒：床上用品、毛巾及拖鞋用有效氯浓度250～500mg/L的含氯消毒液浸泡消毒30分钟后，用清水漂洗干净。

（三）国际区的消毒

1. 空气消毒：

1）大厅、餐厅等以开窗通风为主，不少于 30 分钟。

2）单体空调或集中空调系统的过滤网清洗后，用有效氯浓度 500mg/L 的含氯消毒液浸泡消毒 30 分钟后，用清水冲洗干净，晾干后装回。

2. 环境和物品表面消毒：

1）公共区域地面按日常要求以湿式清洁为主，及时清理垃圾。

2）公共区域及室内经常触摸的物体表面如柜台表面、桌椅、门把手、电梯扶手、电梯按键、水龙头、马桶等部位，保持清洁卫生，以湿式清洁为主，用有效氯浓度 250mg/L 的含氯消毒液进行擦拭消毒，作用 30 分钟后，用清水擦拭干净。鼠标、键盘、话筒、点歌操作台面等不耐腐蚀物品使用有效浓度 1000mg/L 的季铵盐类消毒剂擦拭消毒，作用 30 分钟后，用清水擦拭干净。

3. 用品消毒：公共餐饮具应消毒，可采用煮沸消毒 10 分钟、流通蒸汽 100℃作用 10 分钟或洗净后用消毒柜消毒。

（四）交通区的消毒

1. 交通保障服务中心：

1）空气消毒。

（1）室内、大厅以开窗通风为主，不少于 30 分钟。

（2）单体空调或集中空调系统的过滤网清洗后，用有效氯浓度 500mg/L 的含氯消毒液浸泡消毒 30 分钟后，用清水冲洗干净，晾干后装回。

2）环境和物品表面消毒：对公共区域经常触摸的物体表面如桌面、门把手、楼梯扶手、电梯按键、公共卫生间水龙头、马桶等部位，保持清洁卫生，以湿式清洁为主，及时清理垃圾。使用有效氯浓度250mg/L的含氯消毒液进行擦拭消毒，作用30分钟后，用清水擦拭干净。

2. 观光电车：座椅、扶手、门把手等手经常接触的物品表面，保持清洁卫生，应用有效氯浓度250mg/L的含氯消毒液进行擦拭，作用30分钟后，用清水擦拭干净。

3. 工作人员通勤车：

1) 加强通风换气，做好车内卫生。

2) 车载空调系统的过滤网清洗后，用有效氯浓度500mg/L的含氯消毒液浸泡消毒30分钟后，用清水洗净，晾干后装回。

3) 座椅、扶手、拉手等手经常接触的物品表面，做好清洁卫生，应用有效氯浓度250mg/L的含氯消毒液进行擦拭，作用30分钟后，用清水擦拭干净。

（五）垃圾集中存放处的消毒

垃圾集中存放处室内地面、垃圾盛装容器内外壁，保持清洁卫生，垃圾及时清理。使用有效氯浓度1000mg/L的含氯消毒液消毒30分钟后，用清水擦拭。

四、预防性消毒现场记录及效果评价

（一）预防性消毒现场记录

消毒工作结束后，现场工作人员应及时准确地填写预防性消毒记录表（附表6），以备评价。

（二）预防性消毒效果评价

专业技术人员对预防性消毒各环节进行评价，通过核查消毒工作方案、消毒产品、消毒操作等关键因素，评价预防性消毒工作是否合格并填写预防性消毒过程评价记录表（附表7）。

1. 评价内容：消毒过程评价主要包括消毒产品、消毒操作等环节。

1）消毒产品：所用消毒产品应符合国家相关卫生标准、规范要求，卫生安全评价合格。消毒剂评价信息包括消毒剂名称、主要有效成分及其含量、有效期、配制方法、使用范围、使用方法等。消毒器械评价信息包括器械名称、主要杀菌因子及其强度、使用范围、使用方法等。

2）消毒操作：评价整个消毒操作是否按照消毒工作方案执行，内容包括但不限于消毒范围、消毒程序、消毒剂配制、消毒器械使用、个人防护等。同时检查消毒记录是否规范，包括消毒日期、消毒地点、消毒对象、消毒剂浓度和用量、作用时间、消毒方式等。

2. 评价方法：专业技术人员全程参与现场消毒过程，查看现场消毒的操作和相关消毒记录。

3. 结果判定：消毒过程评价内容均符合相关法规、标准、指南或方案要求，方能判定消毒过程合格。

五、预防性消毒注意事项

1. 实施消毒前，应先做好清洁卫生。

2. 消毒剂具有一定的刺激性，配制和使用时应注意个人防护，佩戴口罩和手套等，并注意防止喷溅到眼睛。消毒液具有一定的腐蚀性，金属表面消毒后应用清水擦拭。

3. 所使用的消毒剂应在有效期内，应现用现配，配制完成后使用浓度测试试纸测试浓度并记录。必须使用清洁水配制消毒液，不能使用热水或加热。

4. 对于消毒液的配制，请遵照消毒剂使用说明书。如配制浓度为250mg/L的含氯消毒剂溶液，取有效氯含量为500mg/片的消毒片1片加水2L，充分溶解。

5. 消毒用抹布、拖布、容器等清洁工具要分区域使用。卫生间、餐厅的清洁工具应与其他公共场所分开。用后的清洁工具应消毒、清洁后晾干备用。

6. 消毒人员消毒完毕后应洗手，做好消毒后个人卫生。

7. 消毒人员脱下的防护服等一次性防护用品应按照医疗废物处置。

附表6 预防性消毒记录表

编号：

通知消毒单位：				消毒地点：			
联系人：				联系电话：			
通知消毒日期：				完成消毒日期：			
消毒工作开始时间：				消毒工作完成时间：			
消毒环境温度：				消毒面积/件数：			
消毒剂/器械名称：							
主要有效成分/杀菌因子及含量（强度）：							
有效日期：							
配制方法：							
现用现配（是/否）：							
消毒程序简单描述：							
消毒人员所用手消毒剂（开瓶日期）：							
消毒人员所用防护装备：							
配制日期	消毒对象	作用浓度或强度	作用时间	消毒方式	使用总量	消毒面积（m²）/空间（m³）/数量	
执行消毒单位：							
执行消毒人员：							
记录人：				记录日期和时间：			

附表7 预防性消毒过程评价记录表

编号：

执行消毒单位：		联系人：	
联系电话：		消毒地点：	
执行消毒人员：			
消毒方案：□无 □有（□是 □否 存在问题，问题概括）			
消毒产品：			

消毒器械名称	用途	功能状态

消毒剂名称	原药有效浓度	资质	用途	有效日期	开启日期	使用有效浓度	配制方法	配制浓度
		□A □B □C					正确：□是 □否 现用现配：□是 □否	
		□A □B □C					正确：□是 □否 现用现配：□是 □否	
		□A □B □C					正确：□是 □否 现用现配：□是 □否	
		□A □B □C					正确：□是 □否 现用现配：□是 □否	

续附表7

消毒操作：
1. 按照消毒工作方案执行　□是　□否
2. 消毒程序通道→关闭门窗→有序操作　□是　□否
3. 消毒范围　□无遗漏　□有遗漏（□空调表面、□空调滤网、□餐饮具、□卫生洁具、□织物、□家居表面、□环境表面）
4. 高频接触表面擦拭消毒　□否　□是（□无遗漏、□有遗漏）
5. 表面湿润　□完全　□不完全
6. 物品浸泡　□完全　□不完全
7. 物品浸泡加盖　□是　□否
8. 作用时间　□合格　□不合格
9. 消毒器械使用后处置　□规范　□不规范
10. 现场消毒人员个人防护　□合格　□不合格
11. 消毒后注意事项交代　□是　□否
12. 消毒记录　□规范　□不规范（□消毒日期、□消毒地点、□消毒对象、□消毒剂浓度和用量、□作用时间、□消毒方式、记录等不全）
消毒过程评价单位：
消毒过程评价人员：
评价日期和时间：

注释：关于资质，A，厂家消毒产品生产许可证；B，产品卫生安全评价报告；C，卫生许可批件。关于配制浓度，根据计算或浓度测试判断是否合格。

附录九 成都大运会公共卫生风险评估工作方案

成都大运会将于 2023 年在成都市举办。为及早发现、识别和评估成都大运会公共卫生保障工作所面临的公共卫生安全威胁、公共卫生服务脆弱性及卫生保障需求，建立和完善突发事件公共卫生风险评估工作机制，规范开展突发事件公共卫生风险评估工作，提升成都大运会公共卫生保障能力，特制订本方案。

一、评估目的

研判成都市在大运会期间突发公共卫生事件发生风险和卫生应对能力，明确政府及相关部门的公共卫生风险管理重点，落实风险管理和卫生应急准备，为做好成都大运会公共卫生保障工作提供科学依据。

二、评估内容

（一）评估议题

拟评估的成都大运会相关的公共卫生风险事件包括传染病疫情、饮用水污染、公共场所健康危害、病媒生物危害等突发事件公共卫生风险。针对成都大运会的不同阶段，评估议题重点不同。

（二）评估范围

1. 时间：3月至7月成都大运会举办前每月开展一次公共卫生风险评估。正式举办后，进行每日分析研判。

2. 区域。

1）重点区域：成都大运会相关区域，如大运村、场馆、接待酒店、主媒体中心等。

2）一般区域：成都市行政区域内除上述场所外的全部区域。

3. 人群。

1）重点保障人群：国际和国内重要嘉宾、运动员、代表团大家庭成员、注册媒体人员、工作人员等。

2）一般保障人群：大运会期间在成都市的所有其他人员。

（三）评估分类

1. 全面评估：基于国内外传染病疫情及其他公共卫生事件形势，结合成都市的具体情况评估公共卫生风险，确定输入性和本土传染病防控重点。该评估在2023年4月初进行1次。

2. 日常风险评估：基于国内外传染病疫情及其他公共卫生事件形势，结合实际情况，确定防控重点，提出防控建议。该评估2023年4月至7月每月进行1次。

3. 重点评估：在全面评估的基础上，基于相关监测数据，结合成都大运会的场馆分布、人群流动、活动进程等，评估重点区域及周边区域公共卫生风险和突发公共卫生事件的发生风险及其变化，确定防控重点和薄弱环节。该评估在2023年6月每半月开展1次，7月至大运会开幕前每周进行1次，赛事期间每日进行1次。

4. 专题评估：在全面评估和重点评估的基础上，对高风险要素和事件进行专题评估。该评估在大运会开始前，根据需要随时组织进行。

三、评估步骤及方法

成都大运会风险评估主要采用专题风险评估方式，具体步骤如下。

（一）数据资料收集整理

收集本底信息，包括成都大运会的基本资料，各类公共卫生监测历史资料、文献资料等，为风险评估做好准备工作。

1. 成都大运会基本资料：大运会日程安排、参赛队伍、场馆分布、接待酒店、定点医院等的相关资料。

2. 各类公共卫生监测历史资料：国内外特别是全省、成都市近三年的历史资料，包括传染病、其他突发公共卫生事件、生活饮用水、公共场所、病媒生物、自然灾害等的监测资料。

3. 文献资料：近十年国内外重大活动中公共卫生风险评估及突发公共卫生事件文献资料。

4. 成都市公共卫生应急处置能力资料：队伍、物资储备、救治能力、检测能力等。

5. 其他相关资料：海关、市场监管、气象、农业、教育、旅游、公安、交通、体育、环境等部门收集的公共卫生相关资料。

（二）风险要素识别

1. 风险要素全面识别：在信息收集的基础上，运用头脑风暴法、文献检索法，各相关部门全面列举和描述收集的各类信息资料中所涉及的风险要素，填写风险要素识别表。

2. 风险要素筛选：重点整理、描述与成都大运会相关的关键风险要素。

1) 成都大运会的主要内容：规模、主要活动内容及形式、活动参加人员的数量及其生活居住环境和易感性等特点。

2) 成都市各类突发公共卫生事件发生情况，如传染病的种类及流行强度、中毒的类型及发生率、高温中暑发生情况等。

3）成都大运会期间可能带来的输入性疾病或其他健康危害。

4）成都大运会期间可能发生的其他突发事件公共卫生风险，如恐怖事件、自然灾害、事故灾难等。

5）成都市现有的卫生保障能力和已采取的措施，如监测能力、救治能力、防控能力、饮用水安全保障水平、人群免疫水平等。

在对上述特征及相关风险要素进行分类整理的基础上，列举并描述各种潜在的公共卫生风险。同时，通过征询各领域相关专家意见，经过反复归纳和修改，最后汇总形成专家基本一致的意见，作为风险识别的结果，提取主要风险因素，作为风险评估议题，并根据评估的各阶段更改。

传染病类：呼吸道传染病、消化道传染病、虫媒及自然疫源性传染病、血源及性传播疾病、新发再发传染病。

食源性疾病类：细菌性中毒、有毒动植物中毒、化学性食物中毒。

公共场所类：公共场所室内空气质量、用品用具和集中空调、游泳池水等的安全。

生活饮用水类：生活饮用水污染及相关安全事件。

病媒生物危害等。

（三）风险分析及评价

组织专家以专家会商等方式对风险发生的可能性、后果严重性和脆弱性进行定性或定量分析，运用风险矩阵法等方法确定风险等级。

1. 发生可能性：对成都大运会举办可能造成的传染病、中毒、意外伤害及其他次生、衍生的公共卫生风险，结合成都大运会背景、各类监测信息、公共卫生历史事件及其危害等，对风险发生的可能性进行分析。可按照发生可能性的大小，分为5级：

几乎确定发生（A）、很可能发生（B）、可能发生（C）、不太可能发生（D）、极不可能或罕见（E）。

2. 后果严重性：对成都大运会可能出现的公共卫生事件后果严重性进行分析，可从风险影响的地理范围、波及的人口数、所造成的经济损失、对人群健康影响的严重性、对社会稳定和政府公信力的影响、对公众的心理压力等方面考虑，同时还应考虑风险对成都大运会顺利举办可能造成的负面影响等。可按照其后果严重性的大小分为5级：灾难性的（5）、较大的（4）、中等的（3）、较小的（2）、可忽略的（1）。

3. 脆弱性分析：对成都大运会的脆弱性分析包括风险承受能力和风险控制能力的分析，可从人群易感性、公众心理承受力、公众公共卫生意识和自救/呼救能力、医疗救援能力、技术储备、卫生资源及其扩充能力、公共卫生基础设施、生活饮用水、卫生应急能力等方面考虑。按脆弱性大小分为极低、低、中等、高、极高五个等级。

4. 风险等级。根据风险事件发生的可能性和后果严重性确定风险等级，分为5级：极高风险事件、高风险事件、中等风险事件、低风险事件、极低风险事件。

（四）评估报告撰写及报送

1. 报告的撰写：根据风险分析的结果，结合成都市现有的医疗卫生条件、监测手段、控制措施、脆弱性等，从降低风险发生的可能性和减轻影响严重性等方面，提出预警、风险沟通及控制措施等方面的各项建议并形成风险评估报告。

2. 报告的报送：风险评估工作小组应及时将完成的风险评估报告报送成都市卫生健康委员会及大运会执委会保障部。

四、职责分工

成都大运会执委会保障部成立成都大运会公共卫生风险评估工作领导小组,由成都大运会保障部分管专职副部长任组长,公共卫生处处长、成都市疾病预防控制中心主要负责同志任副组长,负责成都大运会公共卫生风险评估工作的组织协调和统筹实施,做好与相关部门的协调工作。相关赛区建立相应的工作机制。

(一)成都市疾病预防控制中心

负责成都大运会公共卫生风险评估相关专业资料的收集、汇总、整理;识别公共卫生风险各类资料的风险要素,征询专家意见,对风险要素进行筛选;组织专家对识别的风险进行分析,确定风险等级,提出防控建议;编写风险评估报告。

(二)赛区委员会

负责统筹安排本赛区成都大运会风险评估工作;负责与大运会执委会各工作部门、各有关单位和机构的联络协调工作;根据风险评估防控重点和建议,组织落实本赛区各项防控措施的整改。

(三)赛区卫生健康局

负责组织实施本赛区大运会风险评估工作;根据风险评估防控重点和建议,督促指导赛区内大运村、场馆、定点医院、接待酒店等大运场所落实各项防控措施的整改。

(四)赛区疾病预防控制中心

负责开展本赛区公共卫生风险评估工作,收集相关专业资料，识别本赛区的公共卫生风险要素，征询专家意见，对风险要素进行筛选；组织专家对识别的风险进行分析，确定风险等级，提出防控建议；编写本赛区风险评估报告。

五、工作要求

1. 提高认识，加强领导。风险评估是保障成都大运会顺利进行的重要措施，是准确把握公共卫生风险的有效途径。各赛区应充分认识其重要性，指定专人负责风险评估工作的实施。

2. 明确职责，密切配合。风险评估工作的实施涉及多部门、多环节，各赛区、部门之间应积极配合，加强沟通，保障风险评估工作机制通畅，积极协调配合，落实好、安排好风险评估工作。各赛区、部门应根据各自工作职责，全力以赴做好职责范围内的相关工作，确保评估工作顺利完成。

3. 专家支撑，科学规范。针对拟评估的公共卫生风险议题，从各专业领域遴选专家，组建专家库。参与专家应能覆盖评估议题各专业的主要领域，且在各领域中具有一定的权威性和代表性，每个专业或领域的专家数量应当相对平衡。可邀请国家级、省级和高校专家，必要时，可邀请卫生系统之外的其他系统的相关专家。

4. 加强反馈，整改落实。针对评估的公共卫生风险，各相关部门、赛区应采取控制措施，降低风险，落实各项防控措施。

附录十　新发突发传染病和突发公共卫生事件风险评估报告模板

一、重点提示

2023年成都大运会举办期间需要重点关注新型冠状病毒感染、猴痘、疟疾、登革热、霍乱输入风险，新型冠状病毒感染、流感、食源性疾病在赛事侧暴发风险。重点需要预防新型冠状病毒感染规模性疫情。

重点做好大运会监测预警机制建设，做好传染病和突发公共卫生事件调查处置能力准备；做好入境人员检疫工作，及时发现、隔离感染者；加强各赛区和场馆每日疫情监测，一旦发现异常，及时排查处置；在知情同意的原则下做好赛事相关工作人员新型冠状病毒疫苗接种工作；做好环境整治工作，开展爱国卫生运动，优化场馆周边环境；加强疾病预防控制机构及赛事服务人员培训；加强海关与城市侧、赛事侧的信息互通。

二、赛事重要筹备进展

从开展风险评估、完善疫情防控相关预案方案、召开各类工作会议、建立信息化监测系统、开展现场指导等方面详细介绍赛事筹备情况。

三、重点疫情/事件进展

从全球疫情、全国疫情、全市疫情三个层面分析近期重要输入性传染病疫情、其他传染病疫情、其他突发公共卫生事件形势。

四、评估结果

（一）评估内容

根据目前疫情形势评估各类疫情/事件的输入风险、城市侧扩散风险和赛事侧扩散风险。

（二）风险等级列表

从可能性、严重性、风险等级三个方面展示各类疫情/事件的输入风险、城市侧扩散风险和赛事侧扩散风险。新型冠状病毒感染及重要输入性传染病疫情风险等级见附表8。

附表8 新型冠状病毒感染及重要输入性传染病疫情风险等级

疾病种类	输入风险			城市侧扩散风险			赛事侧扩散风险		
	可能性	严重性	风险等级	可能性	严重性	风险等级	可能性	严重性	风险等级
新型冠状病毒感染	高	低	中	中	低	中	中	低	中
霍乱	中	中	中	低	低	低	低	低	低
登革热	高	低	中	低	低	低	低	低	低
疟疾	高		中	低	低	低	低	低	低
猴痘	中	低	中	低	低	低	低	低	低
中东呼吸综合征	低	中	低	极低	中	低	低	中	低
埃博拉病毒病	低	中	低	极低	中	低	低	中	低
拉沙热	低	中	低	极低	中	低	低	中	低
基孔肯雅热	低	中	低	极低	低	低	低	低	低

（三）不确定性

分析各类疫情/事件的不确定性。

五、风险管理建议

结合评估结果得出需重点关注的疾病种类以及对应的风险,提出具体的风险管理建议。

附录十一　全球/全国重点关注传染病疫情进展速报模板

根据全国传染病与突发公共卫生事件监测、互联网公开来源信息的主动检索以及海关通报信息，结合成都大运会报名国家和地区情况，汇总相关疫情进展情况如下。

一、全球重点关注传染病

通过查阅资料，列出近期全球重点关注传染病。资料来源可参考世界卫生组织官网、欧洲疾病预防控制中心官网、美国疾病预防控制中心官网、中国海关科学技术研究中心公众号、Worldometers、Outbreak news today 等。

二、全国传染病疫情进展

通过查阅资料，列出近期全国重点传染病的疫情进展。资料来源可参考中国疾病预防控制中心、中国国家流感中心、全国疫情通报等。

附录十二 传染病和其他突发公共卫生事件监测分析日报模板

一、赛事侧

主要从入境检疫、症状监测、病媒生物监测、大运村污水监测、大运会相关舆情五个方面阐述。

二、城市侧

主要从传染病总体报告情况、发热及腹泻等症状监测情况、突发公共卫生事件报告情况三个方面阐述。

三、评估及建议

(一) 评估结论

根据赛事侧、城市侧当日情况得出评估结论。主要从整体疫情形势是否平稳、有无聚集性疫情和突发公共卫生事件、病媒生物监测评估结果等方面阐述。

(二) 措施建议

针对评估结论一一提出措施建议。

附录十三 成都大运会病媒生物密度控制标准

成都大运会病媒生物密度控制标准见附表9。

附表9 成都大运会病媒生物密度控制标准

病媒种类	区域	控制目标	目标值	依据
鼠类	核心保障区	贵宾室、会议室、休息室、贵宾住宿房间、餐厅与厨房操作间等	无鼠迹	专家现场检查研判
		外环境累计1000米，鼠迹数	开幕式和闭幕式场馆、主媒体中心重要区域无鼠迹，其余≤1处	GB/T 27770—2011鼠类A级标准
		应设防鼠设施合格率	开幕式和闭幕式场馆、主媒体中心100%；其余≥97%	GB/T 27770—2011鼠类A级标准
		有鼠洞、鼠粪、鼠咬痕等鼠迹的房间	≤3%	GB/T 27770—2011鼠类B级标准
	重点保障区	外环境累计1000米，鼠迹数	≤3处	GB/T 27770—2011鼠类B级标准
		应设防鼠设施合格率	≥97%	GB/T 27770—2011鼠类A级标准
		有鼠洞、鼠粪、鼠咬痕等鼠迹的房间	≤5%	GB/T 27770—2011鼠类C级标准
	一般保障区	外环境累计1000米，鼠迹数	≤5处	GB/T 27770—2011鼠类C级标准
		应设防鼠设施合格率	≥95%	GB/T 27770—2011鼠类B级标准

续附表9

病媒种类	区域	控制目标	目标值	依据
蚊虫	核心保障区	贵宾室、会议室、休息室、贵宾住宿房间等	不得检出成蚊	专家现场检查研判
		小型阳性积水路径指数	≤0.1	GB/T 27771—2011 蚊虫 A 级标准
		布雷图指数	≤5	按中疾病预防控制〔2014〕306号执行
		大中型水体取样,采样勺指数	≤1%	GB/T 27771—2011 蚊虫 A 级标准
		大中型水体取样,平均每阳性勺蚊虫幼虫和蛹数	<3只	GB/T 27771—2011 蚊虫 A 级标准
		蚊虫停落指数	≤0.5只	GB/T 27771—2011 蚊虫 A 级标准
	重点保障区	小型阳性积水路径指数	≤0.5	GB/T 27771—2011 蚊虫 B 级标准
		布雷图指数	≤5	按中疾病预防控制〔2014〕306号执行
		大中型水体取样,采样勺指数	≤3%	GB/T 27771—2011 蚊虫 B 级标准
		大中型水体取样,平均每阳性勺蚊虫幼虫和蛹数	<5只	GB/T 27771—2011 蚊虫 B 级标准
		蚊虫停落指数	≤1.0	GB/T 27771—2011 蚊虫 B 级标准
	一般保障区	小型阳性积水路径指数	≤0.8	GB/T 27771—2011 蚊虫 C 级标准
		布雷图指数	≤10	按中疾病预防控制〔2014〕306号执行
		大中型水体取样,采样勺指数	≤5%	GB/T 27771—2011 蚊虫 C 级标准
		大中型水体取样,平均每阳性勺蚊虫幼虫和蛹数	<8只	GB/T 27771—2011 蚊虫 C 级标准
		蚊虫停落指数	≤1.5	GB/T 27771—2011 蚊虫 C 级标准

续附表9

病媒种类	区域	控制目标	目标值	依据
蝇类	核心保障区	室内有蝇房间	≤3%	GB/T 27772—2011 蝇类A级标准
		室外蝇类孳生地幼虫和蛹的检出率	0	专家现场检查研判
		室内防蝇设施合格率	100%	GB/T 27772—2011 蝇类A级标准
		加工、销售直接入口食品的场所	不得有蝇	GB/T 27772—2011 蝇类标准规定不得有蝇
	重点保障区	室内有蝇房间	≤6%	GB/T 27772—2011 蝇类B级标准
		平均每阳性房间成蝇数	≤3只	GB/T 27772—2011 蝇类B级标准
		室外蝇类孳生地幼虫和蛹的检出率	≤3%	GB/T 27772—2011 蝇类B级标准
		室内防蝇设施合格率	≥97%	GB/T 27772—2011 蝇类A级标准
		加工、销售直接入口食品的场所	不得有蝇	GB/T 27772—2011 蝇类标准规定不得有蝇
	一般保障区	室内有蝇房间	≤9%	GB/T 27772—2011 蝇类C级标准
		平均每阳性房间成蝇数	≤3只	GB/T 27772—2011 蝇类C级标准
		室外蝇类孳生地幼虫和蛹的检出率	≤5%	GB/T 27772—2011 蝇类C级标准
		室内防蝇设施合格率	≥95%	GB/T 27772—2011 蝇类B级标准
		加工、销售直接入口食品的场所	不得有蝇	GB/T 27772—2011 蝇类标准规定不得有蝇

续附表9

病媒种类	区域	控制目标	目标值	依据
蟑螂	核心保障区	室内有蟑螂成虫或若虫、卵鞘和蟑迹	不得有蟑迹	专家现场检查研判
	重点保障区	室内有蟑螂成虫或若虫阳性房间	≤3%	GB/T 27773—2011 蜚蠊B级标准
		平均每阳性房间（处）成虫或若虫数小蠊只数	≤10只	GB/T 27773—2011 蜚蠊B级标准
		平均每阳性房间（处）成若虫数大蠊只数	≤5只	GB/T 27773—2011 蜚蠊B级标准
		蟑螂卵鞘查获率	≤2%	GB/T 27773—2011 蜚蠊B级标准
		平均每阳性房间（处）卵鞘数	≤4只	GB/T 27773—2011 蜚蠊B级标准
		有蟑螂粪便、蜕皮等蟑迹的房间	≤5%	GB/T 27773—2011 蜚蠊B级标准
蟑螂	一般保障区	室内有蟑螂成虫或若虫阳性房间	≤5%	GB/T 27773—2011 蜚蠊C级标准
		平均每阳性房间（处）成虫或若虫数小蠊只数	≤10只	GB/T 27773—2011 蜚蠊C级标准
		平均每阳性房间（处）成虫或若虫数大蠊只数	≤5只	GB/T 27773—2011 蜚蠊C级标准
		蟑螂卵鞘查获率	≤3%	GB/T 27773—2011 蜚蠊C级标准
		平均每阳性房间（处）卵鞘数	≤8只	GB/T 27773—2011 蜚蠊C级标准
		有蟑螂粪便、蜕皮等蟑迹的房间	≤7%	GB/T 27773—2011 蜚蠊C级标准

附录十四　成都大运会病媒生物监测方案

为确保成都大运会举办期间参赛人员和观众不受病媒生物性疾病的危害，将病媒生物性疾病发生与流行的危险性降至最低，科学指导病媒生物控制与评估工作，特制订本监测方案。

一、工作目标

掌握成都大运会比赛场馆、大运村及其周边环境病媒生物的种类、分布及季节消长规律，对成都大运会举办期间病媒生物可能造成的危害风险进行评估，为预测病媒生物性疾病的发生与流行提供依据，指导全市科学系统地开展病媒生物防制工作。

二、监测场所分类

依据成都大运会各类比赛场馆及接待酒店的规模、用途，将监测场所分为三类。

1. 核心监测点：开幕式和闭幕式场馆、主媒体中心。
2. 重点监测点：大运村、比赛及训练场馆、接待酒店、定点医院等。
3. 一般监测点：场馆、场所周边500米范围。

三、职责分工

1. 成都市疾病预防控制中心：在成都大运会执委会保障部的领导下，负责组织、协调各区疾病预防控制中心开展监测工作；承担监测工作的方案制订、技术指导工作；收集、分析和反馈监测信息，并进行监测质量控制。
2. 区（市、县）疾病预防控制中心：在赛区委员会的领导下负责本辖区核心监测点、重点监测点及一般监测点病媒生物监测工作的实施及监测数据上报。

3. 街道社区卫生服务中心：协助辖区疾病预防控制中心做好病媒生物监测工作。

四、监测内容与方法

（一）成蚊密度监测

1. 诱蚊灯监测：密度单位为只/（灯·小时），每月进行2次监测，上、下半月各1次。每个监测点布放诱蚊灯数量按监测任务要求执行，布放位置兼顾场馆内外和四周。监测时间从日落30分钟后开始，诱集12小时，第二天将集蚊盒从诱蚊灯中取出，对捕获蚊虫进行种类鉴定、计数，对捕获的飞蛾等飞虫计数，将每盏灯每晚的监测结果填入《大运会场馆成蚊密度监测（诱蚊灯法）记录表》。

2. 人诱停落法监测：密度单位为只/（人·小时），每月进行2次监测，上、下半月各1次。在白天成蚊活动高峰时段，每个监测点监测者暴露一侧小腿，静止不动，记录30分钟内停落在小腿上并用电动吸蚊器捕获的成蚊数量。监测结果填入《大运会场馆成蚊密度监测（人诱停落法）记录表》，记录时间与主要气象数据（气温、风力）。

（二）蚊蚴监测

1. 白纹伊蚊诱蚊诱卵指数监测：采用诱蚊诱卵器监测，密度指标为诱蚊诱卵指数，4月至10月每月监测1次。每个监测点布放诱蚊诱卵器数量按监测任务要求执行，连续放置4天，第4天检查诱蚊诱卵器收集到的成虫及蚊卵，将每个诱蚊诱卵器的监测结果填入《大运会场馆白纹伊蚊诱蚊诱卵指数监测（诱蚊诱卵器法）记录表》，并记录调查期间的主要气象数据（气温、风力）。

诱蚊诱卵指数＝阳性诱蚊诱卵器数/回收诱蚊诱卵器数×100

2. 路径指数法：携带计步器沿监测路径行走，记录沿途发现的蚊蚴（蛹）阳性积水处数，结束后记录路径长度。记录单位为处/1000米。将监测结果填入《大运会场馆路径指数监测记录表》。

（三）成蝇密度监测

1. 采用诱蝇笼监测：密度指标为只/笼，每月进行1次监测。每个监测点布放诱蝇笼数量按监测任务要求执行，以糖醋为诱饵，每次放置6小时，收笼后，用乙醚或氯仿杀死捕获的蝇类，并对捕获的蝇类进行种类鉴定、计数，将监测结果填入《大运会场馆成蝇密度监测（笼诱法）记录表》，并记录当天主要气象数据（气温、湿度、风力、气候）。

成蝇密度（只/笼）＝蝇只数/笼数

2. 目测法：目测观察并记录每一标准间发现的成蝇数，每15平方米换算为一个标准间，不足15平方米的独立房间计为一间。将监测结果填入《大运会场馆成蝇密度监测（目测法）记录表》。

成蝇密度＝蝇总数（只）/检查房间总数

（四）蟑螂密度监测

1. 采用蟑螂屋监测：密度指标为只/屋，每月进行1次监测。每个监测点布放蟑螂屋数量按监测任务要求执行，晚放晨收。每个标准间放置1张，每次监测时，蟑螂屋必须更新。

对捕获的蟑螂进行种类鉴定、计数，将粘捕到的蟑螂种类和雌、雄成虫或若虫数填入《大运会场馆蟑螂监测（粘捕法）记录表》，并记录当晚气温。

蟑螂密度（只/屋）＝捕获蟑螂总数（只）/回收的蟑螂屋数

侵害率（%）＝阳性蟑螂屋数/回收的蟑螂屋数×100%

上述公式中，捕获蟑螂总数是指蟑螂屋粘捕到的成虫和若虫总数。

2. 目测法：在监测房间内选择蟑螂栖息活动的场所，用手电筒照射检查每个场所3分钟内观察到的蟑螂种类、数量、活卵鞘数和蟑迹（空卵鞘壳、死尸、残尸等）数。密度单位为只/间。将观察到的蟑螂种类、数量、卵鞘和蟑迹数填入《大运会场馆蟑螂监测（目测法）记录表》，并记录当晚气温。

（五）鼠类密度监测

1. 鼠夹法（夹夜法）：密度指标为捕鼠率（%），每月进行1次监测。每个监测点布放捕鼠夹数量按监测任务要求执行，以生花生为诱饵，晚放晨收。室内每15平方米布夹1只，特殊行业各类房间（厨房、库房）都应兼顾。室外直线布夹数，每10米布夹1只。捕获鼠类后，进行鼠种鉴定，用《大运会场馆鼠密度监测记录表》记录鼠种、性别、体重，并记录布夹总数、回收夹数、有效夹数、捕获鼠数等。

捕鼠率（%）＝捕鼠总数（只）/有效夹数（只）×100%

有效夹数＝布夹总数－无效夹数

上述公式中，捕鼠总数是指鼠夹捕获鼠类的数量总和。无效夹是指丢失或不明原因击发的鼠夹。

2. 鼠迹法：

1）室内，检查房间内鼠迹（活鼠、死鼠、鼠爪印、鼠粪、鼠尿、鼠咬痕、鼠道、鼠洞等），有一处鼠迹的房间算鼠迹阳性房间。每15平方米折算为一个标准间，不足15平方米的房间算一间。以鼠迹阳性房间率表示鼠密度。

鼠密度（鼠迹阳性率）（％）＝阳性房间数（间）/检查房间数（间）×100％

2）室外，沿建筑物外环境、绿地行走，记录行走距离内发现的鼠迹处数，以路径指数表示鼠密度，密度单位：处/1000米。

将室内外观察到的鼠迹数填入《大运会场馆鼠类监测（鼠迹法）记录表》，并记录当晚气温。

（六）蚤类密度监测

在鼠类密度监测过程中，将捕获的鼠类用乙醚麻醉后梳检，全部不漏地收集鼠体寄生蚤类，同时对捕获的鼠类、蚤类进行分类鉴定、计数，将捕获到的蚤类监测结果填入《大运会场馆蚤类密度监测记录表》，并同时记录捕获的鼠类种类、性别、体重。

鼠体总蚤指数＝获蚤总数/检鼠数

鼠体染蚤率（％）＝带蚤鼠数/检鼠数×100％

五、监测频次与布放数量

1. 核心监测点及周边：开幕式和闭幕式场馆、主媒体中心。蚊每月监测2次，蝇、蟑、鼠每月监测1次。每次布放诱蚊灯10个、蝇笼8个、粘蟑纸200张、鼠夹600个，区域内外各半。4月至10月每月同时布放白纹伊蚊诱蚊诱卵器200个，区域内外各半。设人诱蚊点 9 处，室内 3 处、室外 6 处，区域内外各半。路径 1000 米，区域内外各半。

2. 重点监测点及周边：大运村、比赛及训练场馆、主媒体中心蚊每月监测 2 次，蝇、蟑、鼠每月监测 1 次。每次布放诱蚊灯 6 个、蝇笼 4 个、粘蟑纸 120 张、鼠夹 400 个，区域内外各半。设人诱蚊点 6 处，室内 2 处、室外 4 处，区域内外各半。路径 600 米，区域内外各半。

3. 接待酒店、定点医院等场所，每月采用目测法监测 1 次。

4. 对于 2 个及以上场馆在同一范围内的，可适当合并监测点和布放数量，并报备。

六、监测结果的处理

（一）数据收集

各区级疾病预防控制中心收集辖区内的病媒生物监测数据，每月 30 日前将当月各监测点记录的监测结果按要求录入，通过电子邮件上报成都市疾病预防控制中心消毒与媒介生物控制科。

（二）数据汇总、统计、上报与反馈

成都市疾病预防控制中心对各区县疾病预防控制中心上报的监测数据进行汇总、统计、分析，每月编写 1 期监测简报上报成都大运会执委会保障部公卫处并反馈至各区赛事委员会和区卫健局。

七、进度安排

2023 年 1 月至 2023 年 8 月全面开展病媒生物监测，进度安排如下。

（一）第一阶段

成立成都大运会病媒生物监测工作领导组和病媒生物监测技术指导组。各区县疾病预防控制中心建立监测队伍，进行人员培训，落实经费，完成监测器材的准备。

（二）第二阶段

各区县疾病预防控制中心全面开展"大运会病媒生物监测行动"，通过监测工作指导大运村、开幕式和闭幕式场所、场馆、场馆周边、主要公共场所及相关单位开展系统的病媒生物控制工作。

（三）第三阶段

在成都大运会比赛前期和赛中，市疾病预防控制中心组织专家对大运会开幕式和闭幕式场所、主媒体中心、大运村、场馆、主要公共场所及其周边环境开展病媒生物效果监测与评价工作，确保成都大运会不受病媒生物危害的影响。

（四）第四阶段

做好成都大运会病媒生物监测总结工作，探讨成功经验及不足，并对工作成绩突出的个人及单位进行表彰。

八、评价考核

为了解病媒生物监测工作的实施情况，加强管理，及时发现和解决病媒生物监测工作实施过程中存在的问题，评价项目完成情况，更好地开展下一步工作，必须进行评价考核工作。

（一）评价考核形式

1. 全面评价考核：由成都市疾病预防控制中心组织专家对监测与调查项目工作内容进行全面考核评价。

2. 专项评价考核：由成都市疾病预防控制中心组织专家针对监测与调查项目部分工作内容进行考核评价。

3. 上级有关部门评价考核：考核形式与方法由上级有关部门制定。

（二）评价考核内容

1. 病媒生物监测工作计划与工作总结。
2. 基本资料是否收集齐全、准确、完整。
3. 病媒生物监测次数、及时上报率、现场调查记录、分类鉴定记录及标本、消长曲线图等。
4. 病媒生物专项调查设计及科学性、实用性、可行性。

九、保障措施

各区赛区委员会把病媒生物监测工作纳入成都大运会医疗卫生保障工作，落实监测经费，建立病媒监测队伍，在监测设备和工作条件上给予保障，确保病媒生物监测与调查方案的顺利实施。

（一）人员

1. 技术指导人员：技术指导人员包括成都市疾病预防控制中心及各区县疾病预防控制中心的专业技术人员。

2. 现场操作人员：现场操作人员包括各区县疾病预防控制中心、各街道办公卫所工作人员及第三方防制服务机构有监测经验的人员。

（二）物资

物资包括监测工具、用具、个人防护用品、定位与记录工具、交通工具、通信设备等。

（三）技术支持

建立经验丰富、实力雄厚的专家咨询系统，专家咨询系统主要由成都市疾病预防控制中心及中国疾病预防控制中心、四川大学、四川省疾病预防控制中心，以及上海市、重庆市、广州市、杭州市疾病预防控制中心等单位的技术人员组成。

附录十五 成都大运会病媒生物防制评估方案

一、评估对象

根据《成都第 31 届世界大学生运动会病媒生物防制工作方案》，所有大运场馆及周边均为本规范的评估对象，按功能性质分为三类：①核心保障区，开幕式和闭幕式场馆、主媒体中心；②重点保障区，大运村、竞赛训练场馆、接待酒店、定点医院；③一般保障区，场馆周边 500 米范围。分别采用相应的评估标准进行评估。

二、评估检查

（一）检查项目及方法

1. 蚊虫的检查。

检查室内及不少于 1000 米外环境的各种水体，包括下水道口、沟渠、各种管线井（沟）、地下室、地下停车场、各种容器积水、大中型水体（如池、塘、湖）等，查看蚊幼虫及蛹孳生情况。对于各种封闭式的下水道和管线井（沟）以每一个盖口作为一处，而开放式的沟渠以每 10 米作为一处，如开放式的沟渠遭堵塞，则以每一堵塞段作为一处。对于大中型水体（池、塘、湖等），每隔 5 米作为一处。在以上检查范围中，统计检查的各种水体个数及所发现的蚊幼虫及蛹阳性水体个（处）数，统计所检查范围的标准间数（每 15 平方米为 1 个标准间，下同），计算标准间数，要求至少检查 300 个标准间。同时，检查场馆范围内设置于沙井、排水井、电缆井等处的防蚊设施（防蚊闸、防蚊贴），计算所检查的防蚊设施合格率。

在室内场所如运动场馆的贵宾室、运动员休息室、酒店客房、餐厅或大堂等处选择3个监测点，在室外如绿化带树荫下、屋檐下等处选择3个监测点，即室内外环境分别选择3个监测点，查看白天成蚊活动情况。检查者在这些场所静立或静坐30分钟，无需暴露四肢皮肤，诱捕成蚊，计算成蚊诱捕率（只/人·半小时）。核心保障区可增加3个监测点。

2. 鼠类的检查。

检查室内环境鼠迹，如鼠洞、鼠粪、鼠尿、鼠咬痕及鼠道等，计算有鼠迹房间的阳性率。在一个没有分隔的场所内，所有被发现的鼠迹均只能算一宗阳性，记录一个阳性房间，要求检查至少300个标准间。外环境检查不少于1000米，记录所发现的鼠迹处数。检查重点场所（包括贵宾室、会议室、运动员休息室和更衣室、运动员公寓、超市、餐厅与厨房、设备机房、设备控制室等）的门、窗、下水道（地沟）、通风口、管道与墙壁的通联处等的防鼠设施状况，计算防鼠设施合格率。

3. 蝇类的检查。

检查各类场所室内房间的成蝇，并计算其数量和阳性房间百分率。在一个没有分隔的场所内，所有被发现的成蝇房间均只能算一宗阳性，记录一个阳性房间，但成蝇数量可以累计，要求检查至少300个标准间。检查各种垃圾容器、垃圾中转站、不少于1000米外环境散在的有机物等，计算蝇幼虫和蛹的检出率。检查重点场所的纱窗、纱门、风帘、风幕机等防蝇设施状况，计算防蝇设施合格率。

4. 蟑螂的检查。

检查各类场所可能有蟑螂栖息环境中的蟑螂成虫、若虫和活卵鞘，计算成虫、若虫和活卵鞘的数量和阳性房间率。检查各类环境的蟑迹（粪便、蜕皮、空卵鞘、尸体等），计算蟑迹阳性房间率。在一个没有分隔的场所内,所有被发现的成虫、若虫和活卵鞘均只能算一宗阳性,记录一个阳性房间,但其数量可以累计,要求检查至少 300 个标准间。同理,在一个没有分隔的场所内,所有被发现的蟑迹均只能算一宗阳性,记录一个阳性房间。

5. 记录的检查。

查看疾病预防控制中心监测记录,查看场馆方和第三方防制服务公司的工作记录。

(二)评估检查表的填写

对成都大运会场馆进行现场检查时,把蚊、鼠、蝇和蟑螂的检查数据分别填写在相应的病媒生物控制效果评估检查表中,统计后,按各表格提供的公式计算各项指标参数。

三、评估标准

(一)核心保障区

1. 鼠类控制:有鼠迹房间不超过 1%,阳性鼠迹≤1%,贵宾室、会议室、运动员休息室和更衣室、运动员公寓、餐厅与厨房操作间不得有鼠迹,建筑物防鼠设施合格率 100%,外环境无鼠活动痕迹。

2. 蚊类控制:室内外各类型积水(包括大中型水体)不得有阳性积水,成蚊诱捕率<0.5 只/(人·次),诱蚊灯监测密度<1 只/(灯·小时),贵宾室、会议室、运动员休息室和更衣室、运动员公寓、餐厅不得有蚊,防蚊设施合格率为 100%。

3. 蝇类控制:有蝇房间不超过 1 间,阳性房间不超过 3 只/间;幼虫和蛹不得检出;各区域室内防蝇设施合格率应达到 100%;贵宾室、会议室、运动员休息室和更衣室、运动员公寓、主媒体中心、餐厅与厨房操作间不得有蝇。

4. 蟑螂控制：室内有蟑螂成虫或若虫阳性房间不超过 1 间，平均每阳性房间德国小蠊不超过 5 只（大蠊不超过 2 只）；有活卵鞘房间不超过 1%，平均每阳性房间活卵鞘不超过 2 粒；有蟑迹房间不超过 3%；贵宾室、会议室、运动员休息室和更衣室、运动员公寓内、餐厅与厨房操作间不得有蟑螂和蟑迹。

（二）重点保障区

1. 鼠类控制：有鼠迹房间不超过 3%，阳性鼠迹≤3%，贵宾室、运动员休息室和更衣室、运动员诊疗室及病房、餐厅与厨房操作间不得有鼠迹，建筑物防鼠设施合格率在 97% 以上，外环境（每 1000 米）鼠活动痕迹不超过 3 处。

2. 蚊类控制：单位内外环境各种存水容器和积水中蚊幼及蛹的阳性率不超过 3%，成蚊诱捕<1 只/（人·次），贵宾室、运动员诊疗室及病房、运动员休息室和更衣室、餐厅不得有成蚊，防蚊设施合格率>97%。

3. 蝇类控制：有蝇房间阳性率不超过 6%，平均每阳性房间不超过 3 只；蝇类孳生地得到有效治理，幼虫和蛹的检出率不超过 3%；防蝇设施合格率应达到 97% 以上；贵宾室、运动员诊疗室及病房、运动员休息室和更衣室、餐厅与厨房操作间不得有蝇。

4. 蟑螂控制：室内有蟑螂成虫或若虫阳性房间不超过 2 间，平均每阳性房间德国小蠊不超过 10 只（大蠊不超过 5 只）；有活卵鞘房间不超过 2%，平均每阳性房间不超过 4 只；有蟑迹房间不超过 5%；贵宾室、运动员休息室和更衣室、运动员诊疗室及病房、餐厅与厨房操作间不得有蟑螂。

（三）一般保障区

1. 鼠类控制：有鼠迹房间不超过 5%，鼠迹阳性率≤5%，建筑物防鼠设施合格率在 95% 以上，外环境（每 1000 米）鼠迹不超过 5 处。

2. 蚊类控制：单位内外环境各种存水容器和积水中蚊幼及蛹的阳性率不超过 5%，成蚊诱捕率≤1.5 只/（人·次），防蚊设施合格率≥95%。

3. 蝇类控制：有蝇房间阳性率不超过 9%，平均每阳性房间不超过 3 只；蝇类孳生地得到有效治理，幼虫和蛹的检出率不超过 5%；防蝇设施合格率应达到 95% 及以上；餐厅与厨房操作间不得有蝇。

4. 蟑螂控制：室内有蟑螂成虫或若虫阳性房间不超过 3 间，平均每阳性房间德国小蠊不超过 10 只（大蠊不超过 5 只）；有活卵鞘房间不超过 3%，平均每阳性房间不超过 8 只；有蟑迹房间不超过 7%；餐厅与厨房操作间不得有蟑螂。

四、评估判断

1. 统计最终结果后，把结果填写在《大运场馆病媒生物控制效果评估表》《大运会场馆周边病媒生物控制效果评估表》的"现场检查结果"栏，按不同场馆类型的评估标准，判断相应评估项目结果是否达到要求。将检查的主要情况填写在表格的"检查情况综述"。

2. 当被评估的场馆的所有项目均达到与之相应的评估标准时，评估结果为"通过评估"，否则为"未通过评估"。

3. 评估结果反馈至场馆负责人、赛区委员会及上级部门。

附录十六 成都大运会食源性疾病暴发事件病例访谈提纲（通用版）

一、基本信息

在横线上填写相关内容，或在相应选项的"□"中画√。

1. 姓名：_____
2. 性别：□男 □女
3. 出生日期：____年___月___日
4. 身份证号：_____
5. 国籍（外籍）：_____ 护照号：_____
6. 联系电话：_____
7. 现住址：_____（具体到房间号）
8. 代表团：_____
9. 身份：□运动员 □国外随队人员 □国内工作人员 □志愿者 □观众 □其他_____

二、临床相关信息

如有相应症状或体征在"□"中画√，其他请详细注明。

10. 发病时间：____年___月___日___时（如不能确定几时，可注明上午、下午、上半夜、下半夜等）

11. 发病时有哪些临床表现？（注明首发症状、各种症状出现的时间和持续时间）_____

12. 发病后是否自行服用过抗生素？服药时间是什么时候？服用过哪些抗生素？_____

13. 发病后是否就诊？□是 □否

如就诊，就诊医院的名称：_____

医院是否采集标本进行检测？ □是　□否

粪便、血或尿等临床标本检验结果（可复印检验单粘贴）：_____

医院是否使用抗生素？ □是　□否

使用过哪些抗生素？_____

哪些药物或治疗措施的治疗效果明显？_____

三、流行病学相关信息

14. 病例共同居住的家庭成员/队员中是否有类似的症状？□是　□否

如有，有类似症状者的发病时间、与病例的关系及发病的临床表现：_____

发病前3天病例在家食用过的所有食物名称：_____

其中病例和有类似症状的家庭成员/队员均吃或吃得较多的食物有哪些？_____ 家庭成员/队员中未发病者没吃或吃得很少的食物有哪些？_____

15. 发病前3天内是否有大运村定点餐饮点以外的进餐史？□是　□否

如有，各餐次的进餐时间：_____

就餐饭店名称和地址：_____

有几人同餐：_____

同餐者中有几人有类似症状：_____

有类似症状者的姓名和联系方式：_____

如某餐次的同餐者中有类似症状，该餐次的所有食品品种中，病例和有类似症状的同餐者均吃或吃得较多的品种有哪些？_____

无类似症状的同餐者没吃或吃得很少的食物有哪些？_____

16. 发病前 3 天内是否有进食过市场销售的食品或饮料？
□是　□否

如有，各种食品或饮料的购买时间：＿＿＿＿＿＿

有几人一起食用：＿＿＿＿＿＿

购买地点名称和地址：＿＿＿＿＿＿

其中有几人有类似症状：＿＿＿＿＿＿

有类似症状者的姓名和联系方式：＿＿＿＿＿＿

17. 发病前 3 天是否有外出史？□是　□否

如有，同行的有几人：＿＿＿＿＿＿

其中有几人有类似的症状：＿＿＿＿＿＿

有类似症状者的姓名和联系方式：＿＿＿＿＿＿

18. 发病前 3 天是否有医疗机构暴露史？□是　□否

如有，暴露的医疗机构名称、暴露次数：＿＿＿＿＿＿

每次的科室及就诊原因：＿＿＿＿＿＿

19. 病例认为自己发病的原因：＿＿＿＿＿＿

附录十七 成都大运会食源性疾病暴发事件病例访谈提纲（英文参考版）

Hello, this is FISU Games Village Medical and Health Center. You may have symptoms of diarrhea, now we need to do a brief investigation on you. Thank you for your cooperation and support.

1. Do you feel better now?
2. What room are you living in now?
3. What time did you experience symptoms, like nausea, diarrhea, vomiting, abdominal pain, and other symptoms? Can you pinpoint the exact hour?
4. How often do you have diarrhea, in 24 hours?
5. How many times did you vomit, in 24 hours?
6. Do you have a fever? What's the temperature?
7. Do you have any other symptoms? Like abdominal pain, headaches, dizziness, and other symptoms?
8. Do you currently take any medication? What medications did you take?

Now we might do a brief survey of your dining in recent days.

9. When did you arrive at the FISU Games Village? Have you had meals outside the FISU Games Village after arriving?
10. How many times have you had meals outside the FISU Games Village? What time, where, and what food did you eat?
11. Where and what did you eat on the day of the symptoms? （可根据发病时间更改表述方式）Like breakfast, lunch, dinner, late night snacks if any. Can you pinpoint meal

times to the hour?

12. The day before the symptoms appeared day, where did you eat and which things? （可根据发病时间更改表述方式）Like breakfast, lunch, dinner, late night snacks if any. Can you pinpoint meal times to the hour. You know we have two athletic dining rooms, which one did you eat at for each of your several meals.

13. Where and what did you eat for the first 2 days of symptoms? （可根据发病时间更改表述方式）Like breakfast, lunch, dinner, late night snacks if any. Can you pinpoint meal times to the hour. You know we have two athletic dining rooms, which one did you eat at for each of your several meals?

14. Have you recently eaten any fruit salad, gazpacho, ice cream, ice powder, milk tea or other cold-processed foods?

Thanks again for your cooperation and support, and good luck with the competition.

附录十八 成都大运会食源性疾病暴发事件调查病例临床信息一览表

成都大运会食源性疾病暴发事件调查病例临床信息一览表见附表10。

附表10 成都大运会食源性疾病暴发事件调查病例临床信息一览表

单位名称/代表团名称/其他团体名称：

调查日期：

编号	姓名	性别	年龄	进餐时间	发病时间	体温℃*	恶心	呕吐		腹痛部位		腹痛性质		次数*	腹泻物性状			里急后重	头痛	头晕	乏力	其他症状	样本名称	临床检验结果	备注
								次数*	胃内容物带血	上腹	下腹脐周	绞痛	阵发痛隐痛		稀便	水样便	黏液便	脓血便							

注：此表在人数较多时使用。*填写具体数值，有症状在空格内打√或填写具体描述，无症状在空格内打×。

调查人员签名：　　　　　　　调查日期：　年　月　日

附录十九 成都大运会食源性疾病暴发事件调查病例食品暴露信息一览表

成都大运会食源性疾病暴发事件调查病例食品暴露信息一览表见附表11。

附表11 成都大运会食源性疾病暴发事件调查病例食品暴露信息一览表

单位名称/代表团名称/其他团体名称：

编号	姓名	年龄	性别	进餐时间	是否发病	是否食用以下食品（进食打√，未进食打×）									
						食品1	食品2	食品3	食品4	食品5	食品6	食品7	食品8	食品9	……

注：应与附录十八一起使用，并根据附录十八的结果按制定的病例定义判定发病情况，如疑似病例填1，可能病例填2，确诊病例填3，非病例填0。

调查人员签名：　　　　　　　　调查日期：　　年　　月　　日

附录二十　成都大运会食源性疾病暴发事件个案调查表（通用版）

第一部分　基本信息

1. 姓名：_____

2. 性别：□男　□女

3. 出生日期：_____年_____月_____日

4. 身份证号：_____

5. 国籍（外籍）：_____　护照号：_____

6. 联系电话：_____

7. 现住址（具体到房间号）：_____

8. 代表团：_____

9. 身份：□运动员　□国外随队人员　□国内工作人员　□志愿者　□观众　□其他_____

第二部分　临床发病及治疗信息*

10. 从病例定义中起始时间至调查之日您是否出现腹泻、腹痛、恶心、呕吐、发热、头痛、头晕等任何不适症状？是□　否□（跳转至问题17）

11. 发病时间：____月____日____时（如不能确定几时，可注明上午、下午、上半夜、下半夜）

12. 首发症状：_____

13. 是否有以下症状（附表12）？（调查员根据访谈结果设计以下症状，对以下列出的疾病相关症状进行询问，并在"□"中画√，如果症状仍在持续，编码填写999）

附表 12　症状调查表

腹泻	有□ （　次/天）	无□	不确定□	持续时间	□□□
腹痛	有□ （　次/天）	无□	不确定□	持续时间	□□□
恶心	有□ （　次/天）	无□	不确定□	持续时间	□□□
呕吐	有□ （　次/天）	无□	不确定□	持续时间	□□□
发热	有□ （　次/天）	无□	不确定□	持续时间	□□□
头痛	有□ （　次/天）	无□	不确定□	持续时间	□□□
其他症状（详细注明）：					

14．是否就诊：否□　是□（门诊□　急诊□　住院□　住院天数＿＿＿天）

15．是否采样：否□　是□　采样时间：＿＿＿月＿＿＿日＿＿＿时

样本名称：＿＿＿＿＿＿＿＿＿＿＿＿＿＿

检验指标：＿＿＿＿＿＿＿＿＿＿＿＿＿＿

检验结果：＿＿＿＿＿＿＿＿＿＿＿＿＿＿

16．医院诊断：＿＿＿＿＿＿＿＿＿＿＿＿＿＿

医院用药：＿＿＿＿＿＿＿＿＿＿＿＿＿＿

药物治疗效果：＿＿＿＿＿＿＿＿＿＿＿＿＿＿

17．是否自行服药：□否　□是　药物名称：＿＿＿＿＿＿＿＿

第三部分　饮食和饮水暴露信息

18．填写病例发病前 3 天所有餐次的进餐地点和食物名称，进餐情况及同餐者情况（附表13）。如某代表团运动员发生腹泻暴发，运动员大运村进餐地点包括食堂（A和B）以及大运村内超市（销售的凉面、凉粉等食物）。

附表 13 进餐情况及同餐者情况调查表

日期	餐次	进餐地点	食物名称	同餐者人数	同餐者发病人数
发病前 1 天 ___月___日	早餐				
	中餐				
	晚餐				
发病前 2 天 ___月___日	早餐				
	中餐				
	晚餐				
发病前 3 天 ___月___日	早餐				
	中餐				
	晚餐				

注：根据致病因子的潜伏期确定需要调查的饮食史时间范围，如需调查发病前更长时间的饮食史，可直接在该表末追加。

19. 您认为哪一个餐次或哪一种食品可能造成您这次发病？
餐次（可直接填写序号）：_____
食品名称：_____

20. 饮水类型包括开水、生水、桶装水、瓶装水，填写发病前的饮水习惯。

开水： 总是喝□ 经常喝□ 偶尔喝□ 从不喝□
生水： 总是喝□ 经常喝□ 偶尔喝□ 从不喝□
桶装水：总是喝□ 经常喝□ 偶尔喝□ 从不喝□
瓶装水：总是喝□ 经常喝□ 偶尔喝□ 从不喝□
其他：

第四部分 其他可疑暴露信息

21. 发病前有无与已知病例接触？无□ 有□ 如有则填写：
21.1 姓名：_____

21.2 地址：_____

21.3 联系电话：_____

21.4 接触时间：____年____月____日____时____分

22. 发病前外出史：无□ 有□ 如有则填写：_____

22.1 外出时间：____年____月____日

22.2 地点：_____

23. 发病前是否参加了某项或多项集体活动？（集体活动包括训练、比赛、婚礼、聚餐或宴会、野餐活动、表演、展览会、商品交易等）否□ 是□（如"是"填写附表14）

附表14 参加集体活动情况调查表

活动名称	活动时间（年/月/日）	活动地点	参加人数	参加者中病例人数	供餐方式 1. 围餐 2. 自助餐 3. 外送 4. 自带 5. 其他（注明）

24. 是否饲养宠物和家禽畜：否□ 是□

动物名称：_____

25. 近期免疫接种情况：无□ 有□

26. 共同就餐者是否发病：是□ 否□

如是，就餐地点：_____

共同就餐有_____人，其中有_____人发病，发病者姓名：_____联系方式：_____

27. 同队/同房间人员是否发病：是□ 否□

如是，地址（房间号）：_____

共同就餐有_____人，其中有_____人发病，发病者姓名：_____联系方式：_____

附录二十一　成都大运会食源性疾病暴发事件流行病学调查采样记录表

成都大运会食源性疾病暴发事件流行病学调查采样记录表见附表15。

附表15　成都大运会食源性疾病暴发事件流行病学调查采样记录表

A 生物标本采样记录（编号：　　　）

编号	采样对象	采样地点	样本名称	数量	样本状态	拟检内容
采样单位				采样人		
采样日期						

B 食品样品采样记录（编号：　　　）

被采样单位				联系人			
采样地点				联系电话			
编号	名称	商标	产地	规格	批号/编号	数量	状态	储存状况
拟检内容								
采样单位				采样人				
采样日期				被采样单位确认				

C 环境样品采样记录(编号：   )

编号	样本名称	采样地点	数量	样本状态	拟检内容	备注

采样单位		采样人	
采样日期		被采样单位确认	

附录二十二　成都大运会食源性疾病暴发事件流行病学调查信息整理表

编号：_____

一、事故基本信息

事件性质：□食源性疾病暴发　　□食品污染　　□其他

发生地区：_____省（市）_____市（地）_____县（区）_____镇（街）

（如多地同时发生则直接往后追加补充）

发生地区：_____省（市）_____市（地）_____县（区）_____镇（街）

二、人群疾病信息

人群疾病	无□					
	有□	接收信息时间：	年	月	日	时	分
		启动调查时间：	年	月	日	时	分

（一）疾病情况

实验室确诊病例_____，临床诊断病例_____例，疑似病例_____例

症状	病例数	比例（%）	备注
症状1			
症状2			

续表

症状	病例数	比例（%）	备注
症状 3			
症状 n			

注：并发症，无□ 有□ 并发症：＿＿＿＿＿＿＿＿＿＿＿＿＿。住院人数：＿＿＿人 重症人数：＿＿＿人 死亡人数：＿＿＿人 痊愈人数：＿＿＿人。

（二）时间分布

发病时间：

1. 最早：＿＿＿年＿＿＿月＿＿＿日＿＿＿时＿＿＿分

2. 最晚：＿＿＿年＿＿＿月＿＿＿日＿＿＿时＿＿＿分

3. 潜伏期：

最短（＿＿＿小时 ＿＿＿天），最长（＿＿＿小时 ＿＿＿天）

平均值（＿＿＿小时 ＿＿＿天），中位值（＿＿＿小时 ＿＿＿天）

4. 流行曲线（绘制流行曲线，分析流行模式）

（三）空间分布

单位区域病例分布情况：

区域	总人数	发病人数（人）	罹患率（%）
单位区域 1			
单位区域 2			
单位区域 n			
合计			

注：1. 按事故发生地的最小地理单位（如省、地市、区县、工厂车间、学校班级等）列表整理。

2. 绘制标点地图或面积地图。

（四）人群分布

应根据实际情况划分年龄组。

年龄（岁）	总人数			发病人数			罹患率（%）		
	男性	女性	合计	男性	女性	合计	男性	女性	合计
<1									
1~									
5~									
10~									
15~									
20~									
25~									
30~									
35~									
40~									
45~									
50~									
55~									
60~									
65~									
不详									
合计									

最小年龄：＿＿岁　最大年龄：＿＿岁　平均年龄（中位值）：＿＿岁

回顾性队列研究数据分析表（可选）

食品/暴露因素	暴露组			未暴露组			罹患率之比（RR）	95%CI
	发病	未发病	罹患率（%）	发病	未发病	罹患率（%）		
食品1								
食品2								
食品3								
食品4								
……								

病例对照研究数据分析表（可选）

食品/暴露因素	病例			对照			暴露率之比（OR）	95%CI
	暴露	非暴露	暴露率（%）	暴露	非暴露	暴露率（%）		
食品1								
食品2								
食品3								
食品4								
……								

三、事故原因信息

致病因子（选择类别后注明确切的致病因子名称）	性质：□细菌　□病毒　□寄生虫 □有毒动物（如河豚、高组胺含量鱼类、含贝类毒素的贝类等） □有毒植物（毒蘑菇、发芽马铃薯等） □化学物（杀虫剂、重金属、亚硝酸盐等） □原因不明	名称：

续表

原因食品(选择类别后注明确切的食品名称)	☐动物性食品 ☐植物性食品 ☐其他食品 ☐食品不明 确认方式: ☐流行病学调查与实验室检测均支持 ☐流行病学调查确认 ☐实验室检测确认	名称:
影响致病因子污染食品并在其中残存(增殖)的因素	☐原料污染、变质 ☐误用有毒品种 ☐过量使用食品添加剂 ☐加工过程污染 ☐加工用具污染 ☐生熟交叉污染 ☐烹调加热不充分 ☐熟食储存不当 ☐重新加热不充分 ☐食用方法不当 ☐其他原因	备注(可作详细说明):

报告单位:(公章)　　　　　　报告人:

报告时间:　　年　　月　　日　　联系电话:

附录二十三　成都大运会食源性疾病暴发事件流行病学调查报告提纲

一、背景

调查任务来源（何时接报或接到上级行政部门调查指示）、事故简单描述（事故发生的时间、地点、波及范围、基本经过等）、参与事故调查的机构与人员、调查目的简述。

二、基本情况

事故发生地的基本情况，如气候、风俗习惯、人口数、社区的社会经济状况、学校/工厂/企业规模、食品企业的日常活动和操作等。

三、调查过程

（一）目标

开展调查时需要达到的目标，描述要简明扼要、有逻辑性。

（二）方法

方法包括流行病学的内容（调查人群描述、病例定义、如何开展病例搜索、如何选择病例和对照、资料收集方法、资料分析方法等）与实验室检测的内容（样本采集与运送方法、采用的实验室检测技术和数据分析方法）。

四、调查结果

描述所有来自临床、实验室、现场流行病学调查和食品卫生学调查方面的结果。可以按照"方法"部分的顺序来描述结果，但不要在此部分解释或讨论数据。

（一）现场流行病学调查

总发病数、罹患率、疾病临床信息（症状和体征、住院转归、临床检验结果）、疾病潜伏期（最短、最长、平均）、病例三间分布特征、危险因素暴露情况（发病前 72 小时或重点可疑餐次的饮食史、可疑食品进食时间与数量）、分析性流行病学研究（队列研究或病例对照研究）结果等。

（二）食品卫生学调查

可疑食品及其原料的来源、剩余数量及流向；可疑食品的制作时间、配方、加工方法和加工环境卫生状况；成品（包括半成品）的保存、运输、销售条件；食品制作人员的卫生和健康状况；分析造成食品污染的环节。

（三）实验室检测结果

所采集的样本类型与数量、实验室检验项目与结果。

五、调查结论

概括事故调查中的主要发现和特点，做出结论的主要依据、理由。调查结论应当包括事故范围、发病人数、致病因子、污染食品及污染原因。不能做出调查结论的事项应当说明原因。

六、建议

提出防控建议,如发布食品消费预警、召回相关食品、对污染食品的无害化处理、清洗消毒加工场所、改进加工工艺、维修或更换生产设备、调离受感染的从业人员、加强从业人员培训、开展公众宣传教育等。

附录二十四 突发饮用水污染事件基本信息收集表

1 事件基本概况

1.1 事件发生时间：____年____月____日____时____分

1.2 事件发生地点：____州/市____县/市/区____乡/镇____行政村自然村（社）

1.3 截至调查时，事件波及范围：_____平方公里，途经_____个（省、市、区/县、社区/村/）

1.4 事发地饮用水主要水源类型：_____，主要供水/取水方式：_____

1.5 波及范围内有集中式供水单位_____个，供水人口_____人

1.6 直接取用可能受污染的水作为饮用水的分散式供水人口_____人

1.7 供水水源是否已经受到污染：是☐ 否☐

1.7.1 如为地表水源，则水源水受污染的位置：☐取水口 ☐一级保护区 ☐二级保护区 ☐其他具体位置：_____

1.7.2 集中式供水管网是否受到污染：是☐ 否☐

1.7.3 二次供水设施是否受到污染：是☐ 否☐，如是，污染环节：_____

1.8 截至调查时，事件波及人口_____人，其中城镇人口_____人，农村人口_____人

1.9 截至调查时，报告患者数_____人，其中入院治疗人数_____人，死亡人数_____人

1.10 最近一个月内当地是否发生其他环境污染事件：是☐ 否☐，如是，事件描述：_____

2 事件原因初步判断

2.1 事件原因推断：_____

2.2 引发事件的可能污染物：_____

2.3 污染物种类、性状和浓度：_____

2.4 该污染物的来源：_____

2.5 该污染物的污染途径：_____

2.6 该污染物的排放时间、排放量、排放规律和扩散趋势：_____

2.7 现场水质本底水平：_____

3 已采取的控制措施：_____

被调查人签名：_____

调查人员签名：_____

调查日期：____年____月____日

附录二十五 突发饮用水污染事件流行病学个案调查表

编号：

1 基本信息

1.1 被调查对象类别（根据临床信息调查结果判定）：

疑似病例☐ 可能病例☐ 确诊病例☐

非病例（配偶☐ 父/母☐ 子/女☐ 祖父/母☐ 孙子/女☐ 邻居☐ 同学☐ 其他☐）

1.2 姓名：_____

1.3 性别：男☐ 女☐

1.4 出生日期：____年____月____日（年龄____岁）

1.5 职业：____①农民 ②学生 ③教师 ④工人 ⑤散居儿童 ⑥其他（注明：_____）

1.6 家庭地址：_____州/市_____县/市/区_____乡/镇_____村/居委会_____组/门牌

1.7 联系电话：_____

2 临床信息

2.1 从事件发生至调查之日，您是否出现腹泻、腹痛、恶心、呕吐、发热、头痛、头晕等任何不适症状？是☐ 否☐

2.2 发病时间：____月____日____时（如不能确定几时，可注明上午、下午、上半夜、下半夜）

2.3 首发症状：_____

2.4 是否有以下症状（调查员可以根据实际情况对疾病相关症状进行调整，询问结果在"☐"中画√）

腹泻	有□（ 次/天）	无□	不确定□	持续时间	天/小时
腹痛	有□（ 次/天）	无□	不确定□	持续时间	天/小时
恶心	有□（ 次/天）	无□	不确定□	持续时间	天/小时
呕吐	有□（ 次/天）	无□	不确定□	持续时间	天/小时
发热	有□（ 次/天）	无□	不确定□	持续时间	天/小时
头痛	有□（ 次/天）	无□	不确定□	持续时间	天/小时
其他症状（详细注明）：					

2.5 是否就诊：是□ 否□（填"否"，转至 2.6）

2.5.1 就诊时间：＿＿月＿＿日＿＿时

2.5.2 就诊医院：＿＿＿＿＿＿＿＿

2.5.3 是否住院治疗：否□ 是□

如选"是"，住院日期＿＿月＿＿日＿＿时，出院日期＿＿月＿＿日＿＿时（调查时未出院后补）

2.5.4 是否采样：否□ 是□，采样时间：＿＿月＿＿日＿＿时

样本名称：＿＿＿＿＿＿＿＿＿

检验指标：＿＿＿＿＿＿＿＿＿

检验结果：＿＿＿＿＿＿＿＿＿

2.5.5 医院诊断：＿＿＿＿＿＿＿＿

医院用药：＿＿＿＿＿＿＿＿＿＿

药物治疗效果：＿＿＿＿＿＿＿＿

2.6 是否自行服药：否□ 是□ 药物名称：＿＿＿＿＿＿

2.7 是否死亡：是□ 否□（填"否"，转至 3）

2.7.1 死亡时间：＿＿年＿＿月＿＿日＿＿时＿＿分

3. 饮水暴露信息

3.1 饮用水类型（可多选）：

市政供水：否□ 是□ 处理方式：烧水□ 生水□

自备井水：否□ 是□ 处理方式：烧水□ 生水□

河水、池塘水、湖水、山泉水：否□ 是□ 处理方式：烧水□ 生水□

瓶（桶）装水：否□ 是□ 品牌：_____

其他（请注明）：_____

3.2 饮水习惯：

开水： 总是喝□ 经常喝□ 偶尔喝□ 从不喝□

生水： 总是喝□ 经常喝□ 偶尔喝□ 从不喝□

桶装水：总是喝□ 经常喝□ 偶尔喝□ 从不喝□

瓶装水：总是喝□ 经常喝□ 偶尔喝□ 从不喝□

其他（请注明）：_____

3.3 发病前 3 天饮水量：

日期	饮水时间	饮水量（mL）	饮水来源	供水方式
发病前 1 天 ___月___日				
发病前 2 天 ___月___日				
发病前 3 天 ___月___日				

3.4 发病前 1 周是否发现饮用水水质有变化：否□ 是□（填"否"，转至3.5）

3.4.1 是否有异味：否□ 是□

3.4.2 是否浑浊：否□ 是□

3.5 家中是否装有净水装置：否□ 是□（填"否"，转至 3.6）

3.5.1 净水装置品牌：_____，型号：_____

3.5.2 家用净水装置种类：前置过滤器类□ 超滤膜过滤类□ 反渗透膜类□ 其他□_____ 不清楚□

3.6 你知道当地存在污染水的来源吗？知道□ 不知道□
工业污染□ 生活废水垃圾□ 农业污染□ 其他____

4 其他暴露信息

4.1 发病前1周是否与类似病例接触？是□ 否□

4.1.1 姓名：_____

4.1.2 地址：_____

4.1.3 联系电话：_____

4.1.4 接触时间：____年____月____日____时____分

4.2 发病前1周是否外出：是□ 否□

4.2.1 外出时间：____年____月____日，持续____天

4.2.2 外出地点：_____

被调查人签名：_____
调查人员签名：_____
调查日期：____年____月____日

附录二十六　突发饮用水污染事件环境卫生调查表

环境调查包括个案访谈、水源污染调查、输配水管网污染调查、二次供水设施污染调查等，可以根据实际需求选用以下内容。

1　个案访谈

1.1 基本信息

1.1.1 姓名：_____

1.1.2 性别：男□　女□

1.1.3 出生日期：____年____月____日（年龄____岁）

1.1.4 职业：____①农民　②学生　③教师　④工人　⑤散居儿童　⑥其他（注明：_____）

1.1.5 家庭地址：____州/市____县/市/区____乡/镇____村/居委会____组/ 门牌

1.1.6 联系电话：_____

1.2 供水方式：分散式供水□　管网水□

1.2.1 分散式供水：水源水□　蓄水池□　水缸水□

1.2.1.1 供水水源：____①井水　②河水　③沟塘水　④自来水　⑤湖水　⑥山泉水　⑦其他（注明：_____）

1.2.1.2 饮水方式：烧开□　直接饮用□　净化处理（净水器）□

1.2.2 管网水：市政供水管网□　二次供水□　自建供水管网水□

1.2.2.1 饮水方式：烧开□　直接饮用□　净化处理（净水器）□

1.2.2.2 家中（或附近）管网是否存在破损、渗漏现象：否□　是□

1.3 近期饮水的气味有无变化：无□ 有□（如"有"，___味）

1.4 近期饮水的颜色有无变化：无□ 有□（如"有"，___色）

1.5 家中是否有储水容器：否□（如"否"，转至2） 是□

1.5.1 储水容器是否有防护措施：无□ 有□

2 水源污染调查

2.1 水源是否有防护措施：无□（如"无"，转至2.2） 有□

2.1.1 是否有水源保护区：否□ 是□

2.1.2 是否设置明显的防护标志：否□ 是□

2.1.3 水源保护范围内是否有专人定期巡查：否□ 是□

2.1.4 取水口是否建有取水构筑物：否□ 是□

2.2 水源为地下水时，水源30米周围是否有污染源：无□ 有□

2.2.1 污染源与水源的距离：<10米□ 10~30米□ >30米□

2.3 水源为地表水时，上游1000米、下游100米范围内是否有污染源：无□ 有□

2.3.1 污染源与水源的距离：上游□ 下游□；<50米□ 50~100米□ 100~500米□ >500米□

2.4 污染源（可多选）：工业废水□ 工业废渣□ 工业原料（成品、半成品、副产品）□ 农药化肥□ 医疗废弃物□ 生活污水□ 生活垃圾粪便□ 其他□（注明：_____）

2.5 污染途径（可多选）：排放污染□ 渗透污染□ 暴雨后流入□ 水体富营养化□ 倾覆事件□ 人为投毒□ 其他□（注明：_____）

3 输配水管网污染调查

3.1 管网铺设时间：____年____月____日

3.2 管网是否存在破损、渗漏现象：否□ 是□

3.3 管网连接设计是否完好：是□（如"是"，转至 3.4）否□

3.3.1 自备水管是否与市政管道直接连接：否□ 是□

3.3.2 输配水管道与污水管道有无交叉：无□（如"无"，转至 3.3.3） 有□

3.3.2.1 输配水管线敷设在污水管道：上□ 下□

3.3.2.2 输配水管道与污水管道有无接口：无□ 有□

3.3.3 是否存在道路施工破坏：否□ 是□

3.3.4 是否存在污水倒灌现象：否□ 是□

3.4 管网周围是否有污染源：否□ 是□

3.4.1 污染源（可多选）：旱厕□ 垃圾□ 生活和（或）工业废水排放渠（沟、渗坑）□ 工业废弃物□ 医疗废弃物□ 其他□（注明：_____）

4 二次供水设施污染调查

4.1 水箱入孔是否有卫生防护罩：否□ 是□

4.2 水箱入孔是否有盖（或门）：否□（如"否"，转至 4.3）是□

4.2.1 盖（或门）是否上锁：否□ 是□

4.3 水箱的泄水管、溢水管是否与下水道直接相连：否□ 是□(如"是"，转至 4.4)

4.3.1 有无逆水防污阀：无□ 有□

4.4 低位水箱周围是否有积水/污水/污物：否□ 是□

4.4.1 低位水箱埋设管道是否有破损、渗漏：否□ 是□

4.4.2 低位水箱埋设管道通过的地面是否有：渗水坑□ 化粪池□ 垃圾堆□ 其他有毒有害物品□

4.5 室外蓄水池（水箱）周围 10 米以内有无：渗水坑□ 化粪池□ 垃圾堆□ 其他有毒有害物品□

4.5.1 室外蓄水池（水箱）周围 2 米内有无污水管道：无□

有□

4.6 二次供水输配水管道是否与市政供水或自建供水管道直接连通：否□　是□

4.7 二次供水设施是否定期消毒：否□　是□

4.7.1 上一次消毒时间____年____月____日

调查人员：_____　　调查日期：_____

附录二十七 突发水污染事件应急监测技术要求

突发水污染事件现场调查时依据供水类型、供水范围、水污染覆盖人群和范围，科学布设监测点，规范水样的采集、运输和保存，开展实验室检测。当产生或可能产生有害健康效应时，需要对可能的污染物及其造成的人群健康影响开展应急监测。通过应急监测，掌握污染物污染程度和范围、污染发展趋势，以及对人群健康影响的程度，及时为决策部门控制污染提供可靠的依据。

一、监测点设置

监测布点以突发水污染事件发生地为源头，在其可能影响到的区域范围内合理布点。监测点可设置为水源水、出厂水、末梢水和二次供水中的一种或几种。

（一）管网末梢水监测点

根据管网布设方式设点，重点关注病例聚集处的管网，同时关注同一水源覆盖范围，适当增设监测点。

（二）二次供水监测点

根据实际供水情况，按二次供水的数量、分布特征等设立有代表性的监测点。通常设在二次供水水箱进口处、出口处和远端末梢处。

（三）分散式供水监测点

根据水源特征和取水方式，结合现场实际情况（如水井深度和水井离污染河段的距离等）设置有代表性的监测点。

（四）出厂水和水源水监测点

1. 出厂水监测点通常设在送水泵房（二级泵房）或距送水泵房最近的水龙头。

2. 若水源水为地下水，可直接采集浅井水、深井水或山泉水。

3. 若水源水为地表水：

1）江河，在取水点的上游、下游及取水点分别设置监测点，或根据实际情况仅在取水点设点。

2）湖（水库），以取水口为中心，按水流方向在一定间隔内做扇形或圆形布点。

二、样品采集

（一）采样原则

采样本着及时性、针对性、适量性和不污染的原则进行，尽可能采集含有污染物质或其特异性检验指标的样本。

（二）样本类型

1. 水样本：采集的水样本主要为管网末梢水或二次供水的水箱储存水，同时，还应根据实际情况采集其他可能被污染水体样本，包括水源水、出厂水、井水及其他形式的水体。必要时根据污染物浓度、水流速度、江河段面、水深（截面积）、供水范围等计算可能污染的范围，同时设立采样点和对照点进行水样采集和检验。

2. 生物样本：采集病例及暴露人群的血、尿、毛发等进行有关可疑化学污染物检验或其他有助于诊断的生化指标检测。采集患者排泄物（粪便、分泌物、呕吐物等）进行微生物检验。

3. 其他样本：采集其他环境可疑物等相关样本进行检验。

三、样本的采集、保存、运输和质量控制

样本的采集、保存、运输和质量控制可参照《生活饮用水标准检验方法 第2部分：水样的采集与保存》(GB/T 5750.2—2023)。

(一)样本的采集

样本的采集、登记和管理应符合有关采样程序的规定，采样时要填写采样单，记录采样时间、地点、数量、样本类型、检验项目等，并由采样人签字确认。水样采样记录单如下。

水样采样记录单

样品编号	数量	样本类型	采样时间	采样地点	采样单位	采样人	拟检项目

(二)样本的保存和运输

1. 水样的保存和运输：参照《生活饮用水标准检验方法 第2部分：水样的采集与保存》(GB/T 5750.2—2023)，根据测定指标选择适宜的保存方法，主要有冷藏、加入保存剂等。

水样装运前应逐一与样品登记表、样品标签和采样记录进行核对，核对无误后分类装箱。塑料容器要塞紧内塞，拧紧外盖，贴好密封带，玻璃瓶要塞紧磨口塞，并用细绳将瓶塞与瓶颈拴紧，或用封口胶、石蜡封口。待测油类的水样不能用石蜡封口。需要冷藏的样品，应配备专门的隔热容器，并放入制冷剂。

2. 生物样本的采集、保存和运输可参照《生物样本采集和保存方法》。

附录二十八　非职业性一氧化碳中毒事件环境卫生学调查表

一、调查现场基本信息

1. 详细地址：_____市_____区/市/县_____
_____（详细到门牌号）
2. 联系/陪同人：_____
3. 联系/陪同人电话：_____

二、中毒现场及危险因素暴露情况

1. 房屋情况：□居民楼　□多户院落　□独户住宅　□集体宿舍　□营业场所　□其他
2. 区域性质：□城市　□农村　□城乡接合部　□城中村　□棚户区
3. 住户性质：□家人自用　□家人租住　□同事合租　□单位宿舍　□其他
4. 房屋面积：总面积_____平方米，常用人数_____人，人均_____平方米
5. 通风条件：□优　□良　□差　□补充说明_____
6. 取暖方式：□燃煤　□火坑　□烧炭　□燃气　□其他
7. 燃气热水器检查频次：□每月　□每季度　□每年　□不检查　□其他
8. 燃气管网和设施年限：□≤5年　□6~10年　□11~20年　□21~30年　□>30年　□其他

三、其他情况

1. 现场房屋结构图

[图框]

2. 现场模拟/检测（如有，将采样记录表附后）
2.1 主要结果：_____
2.2 其他说明：_____
3. 其他异常现象补充（如烟道脱落、破损等）：_____

四、初步结论

结论：（可能毒物、可能中毒原因、控制措施、需进一步开展的调查或采取的措施等）：_____

调查单位：_____
调查人签字：_____

附录二十九　非职业性一氧化碳中毒个案调查表

一、一般情况

1. 患者姓名：_____ 或儿童家长/其他关系人姓名：_____

2. 性别：□男　□女

3. 身份证号码（或家长身份证号码）：□□□□□□□□□□□□□□□□□□

4. 出生日期：____年____月____日（如出生日期不详，实足年龄：____岁或____月）

5. 现住址：_____

6. 户籍住址：_____

7. 学习/工作单位：_____

8. 联系电话：_____

9. 职业：□幼托儿童　□散居儿童　□学生　□教师　□保育保姆　□餐饮业　□商业服务　□医务人员　□工人民工　□农民　□牧民　□渔（船）民　□干部职员　□离退人员　□家务及待业　□其他

二、临床信息（摘自病案）

1. 中毒表现：

一氧化碳中毒表现	有	无	一氧化碳中毒表现	有	无
乏力	□	□	惊厥	□	□
头痛	□	□	全身痉挛	□	□

续表

一氧化碳中毒表现	有	无	一氧化碳中毒表现	有	无
眩晕	□	□	昏迷	□	□
恶心	□	□	瞳孔缩小	□	□
呕吐	□	□	呼吸衰竭	□	□
皮肤黏膜樱桃红	□	□	脑水肿	□	□
嗜睡	□	□	大小便失禁	□	□
意识模糊	□	□	休克	□	□

2. 其他临床表现：_____

3. 实验室检测结果：

3.1 血常规：_____

3.2 碳氧血红蛋白（HbCO）浓度：_____

3.3 脑电图：_____

3.4 头部CT检查：_____

4. 诊断

4.1 初步诊断：

4.1.1 一氧化碳中毒

4.1.2 排除（其他疾病名_____）

4.2 初步诊断单位：_____

初步诊断日期：____年____月____日

4.3 最终诊断：

4.3.1 确诊一氧化碳中毒

4.3.2 排除（其他疾病名_____）

4.4 最终诊断单位：_____

最终诊断日期：____年____月____日

5. 可能中毒时间：____年____月____日____时____分（如不清楚请写时间段）

6. 中毒程度分级：

☐轻度 ☐中度 ☐重度

7. 已采取救治措施：

☐脱离中毒现场 ☐氧气吸入 ☐高压氧治疗 ☐对症相关支持治疗 ☐糖皮质激素 ☐血管扩张剂 ☐神经细胞营养药 ☐其他

三、危险因素暴露情况

1. 中毒当日主要活动情况：_____

2. 中毒当日主要饮食情况（种类、地点、异常情况）：____

3. 生活习惯：

3.1 开窗通风：

☐经常 ☐偶尔 ☐不开 ☐无窗户

3.2 取暖方式：

☐燃煤 ☐火坑 ☐烧炭 ☐燃气 ☐其他

3.3 燃气热水器检查频次：

☐每月 ☐每季度 ☐每年 ☐不检查 ☐其他

4. 一氧化碳中毒相关科普宣传：

☐经常听和阅读 ☐曾经听和阅读 ☐从未听和阅读

5. 其他情况补充：_____

调查单位：_____ 调查日期：_____

调查员签字：_____ 被调查人签字：_____